HARSAVARTHANAN T.
GOUTHAM B.

APARELHOS FUNCIONAIS FIXOS

HARSAVARTHANAN T.
GOUTHAM B.

APARELHOS FUNCIONAIS FIXOS

ScienciaScripts

Imprint
Any brand names and product names mentioned in this book are subject to trademark, brand or patent protection and are trademarks or registered trademarks of their respective holders. The use of brand names, product names, common names, trade names, product descriptions etc. even without a particular marking in this work is in no way to be construed to mean that such names may be regarded as unrestricted in respect of trademark and brand protection legislation and could thus be used by anyone.

Cover image: www.ingimage.com

This book is a translation from the original published under ISBN 978-620-7-48314-3.

Publisher:
Sciencia Scripts
is a trademark of
Dodo Books Indian Ocean Ltd. and OmniScriptum S.R.L publishing group

120 High Road, East Finchley, London, N2 9ED, United Kingdom
Str. Armeneasca 28/1, office 1, Chisinau MD-2012, Republic of Moldova, Europe
Printed at: see last page
ISBN: 978-620-7-62010-4

ÍNDICE

INTRODUÇÃO

Vários aparelhos ortodônticos, tanto fixos como removíveis, têm sido defendidos para a correção da má oclusão causada por discrepâncias sagitais entre as arcadas dentárias e as suas bases ósseas. A má oclusão sagital mais frequentemente registada é a Classe II esquelética com mandíbula retrusiva, para a qual foi desenvolvida uma grande variedade de modalidades de tratamento [1]

Muitos protocolos de tratamento foram propostos para a correção da má oclusão de classe II esquelética durante o crescimento e após a conclusão do crescimento. A melhoria do perfil facial do paciente e a correção da oclusão através do posicionamento da mandíbula para a frente é o principal objetivo na correção de uma má oclusão de classe II esquelética em crescimento. O tratamento ortopédico funcional procura corrigir as más oclusões e harmonizar a forma da arcada dentária e a função oro-facial. Uma das principais desvantagens dos aparelhos funcionais removíveis é a colaboração do paciente, pelo que existem aparelhos não-conformes.

Estes aparelhos sem queixas têm as seguintes vantagens

1. Efeitos benéficos em doentes que ultrapassaram o crescimento pubertário máximo e têm um potencial de crescimento limitado.

2. O tratamento pode ser concluído num prazo de 6 a 8 meses, utilizando o crescimento residual.

3. É útil no tratamento de doentes não cooperantes e em respiradores bucais com obstrução das vias aéreas nasais.

4. Indicado em pacientes cujo limiar ótimo para alterações adaptativas do crescimento não é atingido com o uso a tempo parcial de aparelhos funcionais amovíveis [2]

ANTECEDENTES HISTÓRICOS

O efeito ortopédico, segundo Duterloo, é definido como a alteração da posição dos ossos do crânio em relação uns aos outros, induzida pela terapia. De acordo com Issacson, os aparelhos ortopédicos proporcionam um novo ambiente muscular e funcional para os ossos faciais que incentiva alterações de crescimento na mandíbula ou na maxila. As teorias sobre a plasticidade óssea podem ser atribuídas a Wolff e Roux, que acreditavam que a forma e a função estavam intimamente relacionadas. Em 1883, Roux relatou os resultados de estudos que efectuou nas barbatanas caudais dos golfinhos. Descreveu as características dos estímulos funcionais que constroem, moldam, remodelam e preservam os tecidos. A sua hipótese de trabalho, o abanar dos ossos, tornou-se o pano de fundo dos procedimentos ortopédicos gerais e ortopédicos dentários funcionais. As alterações na tensão funcional produziram alterações na arquitetura óssea interna e na forma externa.

Em 1880, Kingsley introduziu o termo e o conceito de "Jumping the Bite" para pacientes com retrusão mandibular. Inseriu uma placa palatina de vulcanite que consistia numa inclinação anterior que guiava a mandíbula para uma posição anterior quando o paciente fechava sobre ela. Hotz modificou a placa de Kingsley e chamou-lhe Vorbissplatte. Foi utilizada em casos de retrognatismo de mordida profunda, quando a sobremordida era suscetível de causar uma retrusão funcional e os incisivos inferiores estavam inclinados pela hiperatividade do músculo mental e da musculatura labial.

Os aparelhos funcionais fixos apareceram pela primeira vez em 1900, quando Emil Herbst J (Herbst E., 1910) apresentou o seu sistema no Congresso Dentário Internacional de Berlim[3] . Em 1934, Herbst apresentou uma série de artigos no Zahnarztliche Rundschau sobre a sua experiência com o aparelho. Desde então, e até aos anos setenta, muito pouco foi publicado sobre este aparelho. Foi nessa altura que Hans Pancherz (Pancherz H., 1979) trouxe o assunto de volta à discussão com a publicação de vários artigos sobre o Herbst[4].

Foi apenas nos anos oitenta que começaram a aparecer vários sistemas derivados do trabalho de Herbst. Vários aparelhos fixos ganharam popularidade nos últimos anos para ajudar a obter melhores resultados em pacientes não complacentes. Os aparelhos funcionais fixos são concebidos para serem utilizados 24 horas por dia, o que significa que existe um estímulo contínuo para o crescimento mandibular. São mais pequenos, permitindo uma melhor adaptação a funções como a mastigação, a deglutição, a fala e a respiração.

Os aparelhos funcionais fixos são normalmente descritos como dispositivos de Classe II não conformes, que podem tratar as más oclusões de Classe II com sucesso, reduzindo a necessidade de cooperação do paciente e o tempo total de tratamento. É possível tratar este tipo de má oclusão com um esforço mínimo. Tal como o nome indica, o que os distingue dos aparelhos removíveis é a impossibilidade de o paciente os retirar. O que temos, portanto, é um aparelho que permite um maior controlo por parte do ortodontista.

Estes aparelhos são fixados nas arcadas superior e inferior. Como a aplicação de força é transmitida diretamente aos dentes através de um sistema de suporte, a principal desvantagem que se pode encontrar é a movimentação dentária que ocorre durante o tratamento, que pode não ser a mais adequada para o tipo de má oclusão em questão. Na tentativa de evitar este movimento dentário indesejado e como forma de encontrar um aparelho que permita uma fácil adaptação por parte do paciente, surgiram nos últimos anos vários aparelhos funcionais fixos[5]

CLASSIFICAÇÃO DOS APARELHOS FUNCIONAIS FIXOS

Os aparelhos funcionais fixos podem ser classificados em

1. Aparelho funcional fixo flexível - (FFF A)

2. Aparelho funcional fixo rígido - (RFF A)

3. Aparelhos funcionais fixos híbridos - (HFF A)

APARELHOS FUNCIONAIS FIXOS FLEXÍVEIS:

I. O Jasper Jumper.

2. As bobinas de torção amorosa.

3. O corretor de mordida ajustável.

4. A camisola tubular Scandee.

5. A Super Mola Klapper.

6. O fixador de mordidas.

7. O Saltitão de Churros.

Os aparelhos funcionais fixos flexíveis podem ser descritos como uma bobina de torção inter-maxilar ou molas fixas. A elasticidade e a flexibilidade são as principais características dos aparelhos flexíveis. Permitem uma grande liberdade de movimentos da mandíbula. Os movimentos laterais podem ser efectuados com facilidade. Os maiores inconvenientes destes aparelhos são a propensão para a ocorrência de fracturas, quer no próprio aparelho (principalmente nas zonas de ângulos mais agudos), quer no sistema de suporte (principalmente na arcada inferior). Se por um lado a flexibilidade é uma vantagem, por outro lado presta-se a produzir fadiga nas molas. Outro inconveniente é a tendência do paciente para mastigar o aparelho, o que pode contribuir para a sua quebra ou danificação. Embora não seja possível que o paciente abra completamente a boca, dependendo da forma como o sistema é fixado na arcada inferior, é possível obter uma boa abertura.

Desde os anos oitenta, surgiram no mercado vários aparelhos com variações no revestimento e no tipo de molas, no método de fixação e na possibilidade de substituição dos componentes fracturados. O revestimento utilizado nas molas torna o aparelho mais confortável e higiénico, uma vez que os alimentos não se acumulam no interior da mola. A desvantagem é que o revestimento pode degradar-se muito rapidamente, especialmente se o paciente morder o aparelho. A possibilidade de substituir os componentes é importante, uma vez que as fracturas são uma realidade inevitável. Estes aparelhos são caros, pelo que um sistema que permita a substituição de alguns dos seus componentes pode reduzir o custo do tratamento. Isto leva a outra desvantagem, pois é necessário manter o inventário do material. Quase todos são vendidos em kits de vários tamanhos, que contêm componentes tanto para o lado esquerdo como para o lado direito. Nem sempre é possível tratar um doente com apenas um tamanho, sendo necessário substituí-lo por um tamanho maior. Mais uma vez, este facto aumenta os custos.

Os FFFAs podem ser utilizados no tratamento das más oclusões de Classe I, Classe II divisão I e Classe III. O aparelho pode ser utilizado como reforço de ancoragem ou mesmo para distalização de molares. O aparelho também pode ser utilizado de forma invertida para o tratamento de más oclusões de Classe III, bem como em casos de discrepância da linha média.

O tipo de força exercida pelos FFF As é de natureza contínua e elástica. A quantidade de força é variável de acordo com o padrão esquelético do paciente, o tipo de movimento desejado e o tamanho das cúspides. Normalmente, nos casos braquifaciais, devido à sua forte musculatura, é necessário utilizar mais força (maior ativação) do que nos casos dolicofaciais. A altura das cúspides dentárias é um fator a ter em conta no tratamento com FFF As. Se o paciente tiver cúspides altas com boa intercuspidação. Será necessário exercer uma maior ativação sobre a mola. Se o grande tamanho das cúspides estiver associado a um padrão esquelético braquifacial com musculatura forte, podemos prever um cenário clínico difícil e o aparelho estará sujeito a fracturas.

Todos os FFF As permitem que o paciente feche em relação cêntrica. Apesar das referências clínicas disponíveis em trabalhos publicados sobre os efeitos esqueléticos produzidos por um mecanismo de salto com mordida com um FFFA, não foi encontrada nenhuma investigação científica atual.

APARELHOS FUNCIONAIS FIXOS RÍGIDOS

Os aparelhos pertencentes a este grupo são

1. O aparelho Herbst.

2. Aparelho MALO Herbst.

3. Flip-Lock Herbst Appliance.

4. A tala de reposicionamento anterior da mandíbula (MARS).

5. O Telescópio Ventral.

6. O dispositivo telescópico magnético.

7. Os aparelhos de protracção mandibular (MPA).

8. O Salta Mordidelas Universal.

9. O aparelho BioPedic.

10. Aparelho de Reposicionamento Anterior Mandibular (MARA).

11. O aparelho TSI.

12. O aparelho Ritto.

13. Avanço mandibular funcional.

14. Advansync

Estes aparelhos têm duas diferenças distintas em relação aos FFF As:

✓ Os RFF As não se fracturam facilmente, mas também não têm elasticidade ou flexibilidade.

✓ Após a montagem e ativação, não permitem que o doente feche em cêntrico relação. Isto significa que a mandíbula está numa posição avançada 24 horas por dia

criando um maior estímulo para o crescimento mandibular do que com o FFF As.

O seu aparecimento data do início do século e a sua principal indicação era para o tratamento das más oclusões de Classe II. Basicamente, a correção consiste em avançar a mandíbula para uma posição anterior forçada para estimular o crescimento e harmonizar os defeitos esqueléticos.

A maioria destes aparelhos não se adapta ao tratamento de casos de Classe III. O funcionamento do RFF A baseia-se num mecanismo telescópico que incentiva o reposicionamento para a frente do maxilar inferior à medida que o paciente fecha a oclusão. Encontram-se numerosos artigos publicados que descrevem o seu método de aplicação, função e resultados esperados a curto e longo prazo. Os efeitos esqueléticos produzidos com este tipo de aparelho são maiores do que com os FFF As e estão bem descritos.

Somente no final da década de 80 é que surgiram diferentes desenhos para os As de RFF. Foram também desenvolvidas alternativas de fixação que procuravam permitir uma maior liberdade de movimentos mandibulares e também evitar movimentos dentários indesejados, nomeadamente os relacionados com a intrusão e inclinação vestibular dos incisivos inferiores.

APARELHOS HÍBRIDOS

Os aparelhos deste grupo são:

I. O módulo de força calibrado.

2. SAIF primavera.

3. Eureka Spring.

4. O corretor Twin Force Bite.

5. Forsus spring.

6. Forsus - Dispositivo de resistência à fadiga.

7. Dispositivos de fecho de classe II da Alpern.

8. Aparelho fixo de bloco duplo

Existem também novos aparelhos que podem ser classificados como aparelhos híbridos, pois representam a combinação de um aparelho funcional fixo rígido (RFF A) com um aparelho funcional fixo flexível (FFF A). Podem ser descritos como aparelhos rígidos com sistemas de molas helicoidais.

O objetivo destes aparelhos é movimentar os dentes através da aplicação de uma força contínua elástica de 24 horas que substituiria a utilização tradicional de elásticos e de força extra-oral. A sua caraterística comum é a utilização de molas helicoidais para produzir esta força. A força gerada varia entre 150 e 200 gm. Outras vantagens incluem a redução da necessidade de cooperação do paciente e a facilidade de colocação.

ELECTRODOMÉSTICOS HERBST

O aparelho de Herbst foi apresentado pela primeira vez no 5º Congresso Internacional em Berlim, em 1909, por Emil Herbst. Em 1934, Herbst apresentou 3 artigos no *Zahnarztliche Rundschau* sobre as suas experiências com o aparelho. Após 1934, entretanto, muito pouco foi publicado sobre o assunto, e o método de tratamento foi mais ou menos esquecido até 1979, quando Hans Pancherz o reintroduziu na literatura ortodôntica. Apesar de, no passado, o aparelho de Herbst ter sido mais utilizado na Europa, nos últimos anos ele tem se tornado cada vez mais popular nos Estados Unidos.

Estrutura básica do aparelho Herbst

O aparelho Herbst é um dispositivo fixo de salto de mordida para o tratamento de más oclusões esqueléticas de classe II. Pode ser comparado a uma articulação artificial que funciona entre a maxila e a mandíbula. Um mecanismo telescópico bilateral mantém a mandíbula numa posição anterior forçada durante todas as funções mandibulares, como a fala, a mastigação, a mordida e a deglutição. O mecanismo de telescópio (tubo e êmbolo) é ligado a bandas ortodônticas, coroas ou talas. O tubo é posicionado na região do primeiro molar superior e o êmbolo na região do primeiro pré-molar inferior. Os telescópios permitem movimentos de abertura e fecho da mandíbula e, quando construídos corretamente, são também possíveis movimentos laterais da mandíbula.

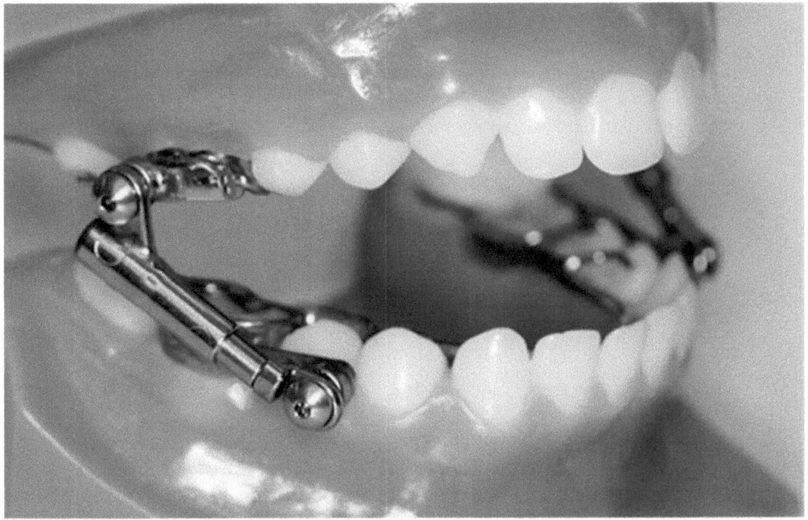

Fig 1: Aparelho Herbst

Desenvolvimento do aparelho Herbst

Originalmente, as partes telescópicas do aparelho Herbst eram curvas, em conformidade com a Curva de Spee. Os modelos posteriores eram, no entanto, rectos, como atualmente. Até 1934, Herbst fabricava os telescópios em prata alemã, mas recomendava o uso de ouro nos casos em que o aparelho tivesse de ser usado durante um período mais longo (mais de 6 meses). As bandas ou coroas/capas eram utilizadas nos dentes pilares. O material era prata alemã ou ouro.

Desenhos de electrodomésticos Herbst

Muitos desenhos do aparelho de Herbst foram desenvolvidos nos últimos 20 anos. Desenho de Herbst com bandas Pancherz[4] modificou o desenho original de Herbst usando bandas ortodônticas grossas (pelo menos 0,15 mm) nos primeiros pré-molares e primeiros molares superiores e inferiores. Uma barra lingual se estendia da banda do primeiro pré-molar até a banda do primeiro molar em cada lado da arcada maxilar. Na mandíbula, um arco lingual interligava os primeiros pré-molares. Eixos ou pivôs foram soldados à face vestibular das bandas dos primeiros molares superiores, de modo que os parafusos pudessem fixar os tubos no lugar. Os êmbolos foram fixados na face vestibular dos primeiros pré-molares inferiores de forma semelhante.

Pancherz modificou o design com bandas do aparelho de Herbst à medida que foi adquirindo experiência com o aparelho. Em 1981, os dentes superiores foram incluídos no aparelho através da colocação de braquetes nesses dentes. Um fio labial ligava esses braquetes aos braquetes das bandas dos primeiros pré-molares superiores. Na mandíbula, o arco lingual foi estendido posteriormente até os molares, que também foram bandados. Em 1983, os "dentes anteriores inferiores foram incluídos na ancoragem através da colocação de braquetes nos dentes e um fio labial foi ligado aos braquetes e aos tubos acima dos eixos das bandas dos pré-molares.

A versão atual do aparelho com bandas incorpora unidades de ancoragem adicionais do desenho original de Pancherz. Quando utilizado na dentição permanente, as bandas são colocadas em todos os primeiros pré-molares e primeiros molares, e os fios vestibulares e linguais ligam as bandas dos pré-molares e molares.

Os fabricantes introduziram recentemente bandas pré-formadas mais espessas (0,010"), que aumentam a resistência do Herbst com bandas. Estas bandas em branco podem ser adaptadas e colocadas no laboratório diretamente sobre o modelo de trabalho. A vantagem para o ortodontista é a eliminação de uma consulta para a colocação das bandas.

Coroa de aço inoxidável Herbst Design

Vários clínicos, incluindo Langford,[6] Dischinger, defenderam a utilização de coroas de aço inoxidável como unidades de ancoragem. O desenho original incorporava coroas de aço inoxidável nos primeiros molares superiores, às quais eram soldados os pivots que eram utilizados para fixar os tubos maxilares do mecanismo de salto de mordida de Herbst. Na arcada inferior, pode ser utilizado um de dois desenhos. Ambos os desenhos envolvem a colocação de coroas de aço inoxidável nos primeiros pré-molares inferiores. O desenho Tipo II incorpora bandas nos primeiros molares inferiores que estão ligadas às coroas de aço inoxidável e entre si por meio de um fio lingual de aço inoxidável de 0,045".

Outro tipo de Herbst com coroa de aço inoxidável, recomendado por Dischinger[7] , foi denominado **Herbst cantilever**, devido aos braços de extensão mandibular que são ancorados em coroas de aço inoxidável nos primeiros molares inferiores. Como as coroas estão apenas nos molares permanentes, este tipo de desenho de aparelho tem sido defendido para uso em pacientes tanto na dentição mista como na dentição permanente precoce. Dischinger também defende esse desenho de aparelho porque ele minimiza o vetor anterior de força transferido para os incisivos inferiores, movendo o vetor de força dos pré-molares inferiores para os primeiros molares.

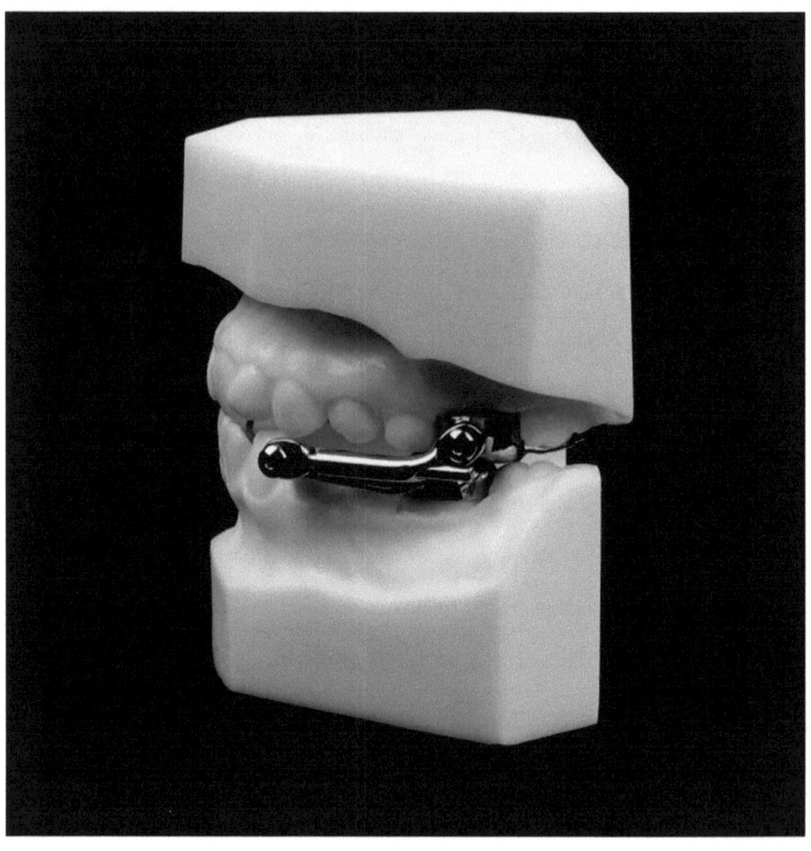

Fig 2: Aparelho Herbst em consola

O design cantilever Herbst incorpora coroas de aço inoxidável em todos os primeiros molares permanentes superiores e inferiores. A parte inferior do aparelho possui braços de extensão de metal pesado que são colocados em cantilever nos primeiros molares inferiores.O eixo Herbst é soldado ao braço cantilever adjacente à superfície vestibular do primeiro pré-molar inferior. Além disso, podem ser adicionados fios de suporte em forma de apoios oclusais aos segundos molares decíduos inferiores ou segundos molares permanentes para estabilização adicional do aparelho,

Preparação da dentição antes do tratamento Herbst

Como acontece com um número significativo de más oclusões de Classe II, pode ser necessário algum tipo de descompensação dentária antes do início do tratamento com Herbst. Tal como acontece com outros tipos de aparelhos funcionais, a preparação de uma arcada dentária para um aparelho Herbst não deve ser diferente, em termos conceptuais, da preparação de um paciente para uma cirurgia ortognática.

Os incisivos inferiores proclinados devem ser retraídos. Os incisivos superiores que estão inclinados para a língua devem ser proclinados com um aparelho fixo. Os incisivos superiores extruídos devem ser intruídos.

Registo de mordidelas

Pancherz e Clark, defenderam um registo de mordida incisal de borda a borda e relataram excelentes resultados de tratamento. Por outro lado, Frankel defendeu um método de avanço "passo a passo", em que a mordida é avançada em incrementos de 2-3 mm. Ambos os métodos são facilmente adaptados com esta técnica. Nos doentes com sobremordidas superiores a 7 mm, a mordida deve ser efectuada a meio caminho entre a relação cêntrica e uma posição incisal de extremo a extremo, com um avanço subsequente da mandíbula para uma relação de extremo a extremo 2-4 meses mais tarde. O registo da mordida é enviado para o laboratório juntamente com os modelos de trabalho

Tala acrílica Herbst Appliance

Desenvolvida no início dos anos 80 por Howe[8] , McNamara, e colaboradores. Originalmente concebido numa tentativa de substituir o Herbst com bandas, propenso a rupturas, o splint acrílico tem agora várias aplicações de tratamento.

Como um desenho alternativo de Herbst para correção da Classe II, a tala acrílica Herbst é muito eficaz, especialmente quando combinada com um parafuso de expansão superior. O desenho da tala acrílica também tem sido utilizado como aparelho removível no tratamento de desordens temporomandibulares e distúrbios do sono.

Partes do aparelho

O aparelho Herbst de tala acrílica é composto por uma estrutura de arame, sobre a qual foi adaptada uma tala acrílica de 2,5-3,0 mm de espessura. Em vista lateral, as talas acrílicas cobrem todos os dentes inferiores, exceto os segundos molares. O desenho da tala superior varia consoante se trate de uma tala fixa ou amovível. Se a tala for removível, os dentes posteriores são cobertos desde os caninos até os primeiros molares; se a tala superior for colada, as superfícies vestibulares dos caninos não são cobertas com acrílico. Os eixos do mecanismo de salto de mordida de Herbst são soldados adjacentes aos primeiros pré-molares inferiores e aos primeiros molares superiores.

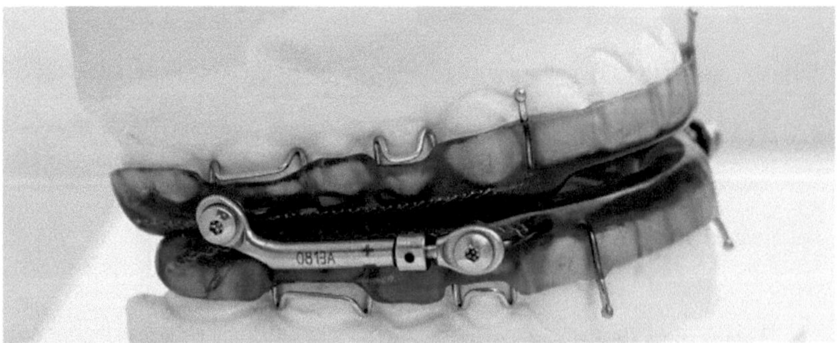

Fig. 3: Aparelho Herbst em acrílico

A tala inferior, que é sempre amovível, é cortada de modo a que um terço a metade das superfícies labiais dos incisivos inferiores sejam cobertas pela tala. Este tipo de cobertura dos incisivos inferiores ajuda na retenção da tala inferior durante o tratamento. A tala inferior tem uma cobertura oclusal completa que se estende do primeiro molar inferior ao primeiro molar inferior. Se os segundos molares estiverem presentes, os apoios oclusais também são fornecidos. Os eixos que conectam o mecanismo de salto de mordida Herbst ao splint são soldados ao arco base na face mesial do primeiro pré-molar inferior antes da adição do acrílico.

Efeitos do tratamento com o aparelho Herbst

O aparelho de Herbst tem sido uma das técnicas ortodônticas ou ortopédicas mais estudadas, em grande parte devido aos excelentes estudos clínicos de Pancherz e outros.

Efeitos na maxila

Alterações no tratamento Muitos estudos[4,9] demonstraram que os pacientes tratados com o aparelho Herbst durante um período de seis meses ou mais sofrem uma ligeira redução do ângulo SNA, enquanto que nos controlos não tratados não se observa qualquer alteração ou um ligeiro aumento do ângulo SNA. Esta ligeira redução do ângulo SNA é normalmente observada após o tratamento com Herbst, embora muitas vezes não sejam encontradas diferenças significativas no comprimento do maxilar (em relação ao côndilo ou à articulação).

McNamara e colaboradores[10] compararam os efeitos do tratamento com o aparelho de acrílico Herbst com controles Classe II não tratados, durante um período de 12 meses. Embora não tenha sido observada uma diferença significativa no ângulo SNA quando o aparelho Herbst foi comparado com controlos não tratados, foi detectada uma ligeira inibição do comprimento médio-facial. A redução de 0,5 mm no crescimento não tem um efeito clinicamente significativo no crescimento e desenvolvimento do complexo maxilar.

Alterações pós-tratamento

Durante os primeiros doze meses após a remoção do aparelho Herbst, as modestas alterações maxilares produzidas durante o tratamento geralmente se recuperam. Pancherz observou que a influência do salto de mordida no crescimento maxilar parece ser reversível ou "temporária". O prognatismo maxilar (ângulo SNA) foi reduzido levemente durante o tratamento (81,0° para 80,3°), mas durante um período de acompanhamento de 12 meses, o crescimento maxilar aumentou, e o ângulo SNA se recuperou para valores próximos aos do pré-tratamento (80,8°). Pancherz e Hansen constataram que as medidas angulares após 12 meses de tratamento (81,8°, ângulo SNA) eram semelhantes aos valores pré-tratamento (81,9°). [11]

Em resumo, foi encontrada uma ligeira inibição do crescimento da maxila para a frente durante o tratamento, bem como durante o período pós-tratamento. Em geral, a quantidade de inibição, no entanto, não é clinicamente relevante.

Efeitos na dentição maxilar

Alterações no tratamento

Molares

O mecanismo telescópico do aparelho Herbst coloca um vetor de força para cima e para trás sobre os primeiros molares superiores. A distalização e intrusão dos molares posteriores foram demonstradas com a terapia com o aparelho Herbst[12] . Após sete meses de terapia com o aparelho Herbst, Pancherz e Anehus-Pancherz constataram que os primeiros molares superiores foram distalizados em 96% dos indivíduos, com uma média de distalização dos primeiros molares de 2,1 mm (máximo de 4,5 mm). A intrusão dos primeiros molares superiores também foi observada em 69% dos indivíduos, resultando em uma intrusão média de 0,7mm durante o tratamento (máximo de 3,5mm)[11] .

Incisivos

A maioria dos estudos constatou que a posição dos incisivos superiores permanece inalterada após a terapia de Herbst[4] . McNamara e colaboradoresl4 relataram que o incisivo superior se moveu lingualmente 1,4 mm e extruiu 0,8 mm em relação aos controlos não tratados.

Alterações pós-tratamento.

Molares

Uma avaliação a curto prazo do período pós-tratamento efectuada por Hansen e Pancherz constatou que o movimento distal dos molares se manteve após o tratamento. Seis meses após a interrupção do tratamento Herbst, os molares foram posicionados distalmente em 1,2 mm quando comparados com as suas posições pré-tratamento. Os molares superiores do grupo não tratado moveram-se mesialmente 0,6 mm durante o mesmo período, resultando num efeito global do tratamento a curto prazo de 1,8 mm.[11] Num estudo a longo prazo, Hansen e Pancherz também encontraram uma ligeira recuperação na posição horizontal dos molares seis anos após o primeiro período de observação. Ao longo do período de observação pós-tratamento, os primeiros molares superiores moveram-se mesialmente apenas mais 0,2 mm nos pacientes tratados do que nos controlos não tratados (1,4 mm em comparação com 1,2 mm). [11]

Incisivos

Hansen e Pancherz mediram a mudança na posição dos incisivos superiores na borda incisal .6,7 anos após a conclusão da terapia Herbst. Os incisivos superiores deslocaram-se 0,4 mm anteriormente nos pacientes tratados com o aparelho Herbst e nos pacientes da amostra de controlo Bolton. O resultado deste estudo indica que a mudança na posição dos incisivos superiores após o tratamento com Herbst é similar àquela observada durante o crescimento normal. [11]

Efeitos na mandíbula

Alterações do tratamento na posição mandibular

Estudos clínicos revelaram que as mandíbulas dos doentes com Herbst aumentam em comprimento dois a três milímetros mais do que as mandíbulas dos controlos não tratados. O ângulo SNB nos doentes tratados é um a dois graus mais elevado do que nos controlos não tratados. [11]

Alterações a longo prazo na posição mandibular

Em geral, é comum observar um crescimento acelerado da mandíbula durante a fase Herbst do tratamento, seguido por uma diminuição da taxa de crescimento mandibular na fase de acompanhamento (ou seja, tratamento com aparelho fixo ou contenção).

A aceleração no crescimento do comprimento mandibular durante a terapia com aparelhos funcionais, seguida por uma taxa de crescimento menor do que a normal, está de acordo com Pancherz, Wieslander, e Pancherz e Frankel. Todos mostraram uma diminuição na taxa de crescimento mandibular após a remoção dos aparelhos Herbst. Pancherz encontrou uma diminuição na taxa de crescimento mandibular nos seis meses imediatamente após o tratamento com Herbst. Esses resultados implicam que o aparelho de Herbst não produz um aumento no crescimento mandibular a longo prazo.[11.]

Efeitos do aparelho Herbst na articulação temporomandibular

O salto de mordida com o aparelho Herbst não parece ter um efeito deletério na ATM e na função mastigatória e não parece induzir DTM a curto ou longo prazo. Pelo contrário, o aparelho Herbst melhora a função da ATM em alguns indivíduos com DTM classe II. [13]

Efeitos na dentição **mandibular**

Alterações no tratamento

Molares

A análise das alterações dentoalveolares sagitais revelou que os primeiros molares inferiores dos indivíduos tratados sofrem um aumento do movimento mesial, geralmente de um a dois milímetros, em comparação com os controlos não tratados. [11.] Estudos realizados por McNamara e colaboradores indicam que a cobertura oclusal do splint acrílico Herbst inibe o movimento vertical dos molares inferiores, em comparação com o desenho bandado do aparelho.

Incisivos

O mecanismo telescópico do aparelho Herbst coloca um vetor de força para baixo e para a frente na dentição mandibular. O movimento mesial dos incisivos inferiores após o tratamento Herbst é consistente em pacientes tratados com o aparelho Herbst.

Pancherz comparou 22 casos de má oclusão de Classe II, divisão 1, tratados com sucesso com 20 indivíduos de controlo de Classe II, divisão 1. Ele também constatou que as bordas incisais dos incisivos inferiores dos pacientes tratados com o aparelho de Herbst foram intruídas em 1,8 mm em relação aos controles não tratados. Pancherz observou que parte das alterações verticais dos incisivos se deve à proclinação dos dentes, como resultado do vetor de força direcionado mesialmente do aparelho atuando nos dentes inferiores. Referindo-se ao aumento da erupção dos molares inferiores e à proclinação dos incisivos inferiores, Pancherz afirmou: "As mudanças na sobremordida nos casos tratados com Herbst foram, em sua maioria, resultado de mudanças dentárias mandibulares.

Alterações pós-tratamento

Molares

O movimento posterior dos primeiros molares inferiores após o tratamento Herbst foi observado em estudos de acompanhamento a longo prazo. Pancherz e Hansen relataram que a maior parte do movimento posterior dos molares inferiores ocorreu nos primeiros seis meses após o tratamento Herbst. Nos seis meses subseqüentes, os molares inferiores permaneceram em uma posição ântero-posterior estável em relação à mandíbula.[11]

Incisivos

O rebound dento-alveolar é frequentemente encontrado no período após o tratamento Herbst.

Efeitos na dimensão vertical

Efeitos do tratamento a curto prazo

Os primeiros molares superiores intruem e os molares inferiores irrompem livremente. A altura facial anterior inferior aumenta durante o tratamento, embora não sejam observadas alterações no ângulo do plano mandibular, devido ao aumento concomitante da altura facial posterior. Pancherz resumiu as mudanças verticais a longo prazo após o tratamento de Herbst como uma diminuição contínua no ângulo do plano mandibular. Ele interpretou que essas mudanças ocorrem como resultado da normalização da função, que permite o crescimento e o desenvolvimento normais. Embora o fechamento do ângulo do plano nasal e do ângulo do plano mandibular tenha sido observado após o tratamento Herbst, foram relatados aumentos a longo prazo nas alturas posteriores e anteriores da face em relação aos controlos não tratados. [11]

Recaída de classe II após tratamento com Herbst

Pancherz r[14] sugeriram que a principal causa da recidiva da classe II em pacientes tratados com o aparelho de Herbst foi a persistência da função labial e lingual e a interdigitação instável das cúspides.

Período ideal para a terapia com aparelhos Herbst

No que diz respeito à estimulação máxima do crescimento mandibular e à estabilidade do tratamento a longo prazo, o período ideal para o uso do aparelho Herbst é na dentição permanente, no pico de crescimento puberal ou logo após, correspondendo aos estágios de maturidade esquelética FG a H da falange média do terceiro dedo (implicando os estágios de pré-captação e pré-união da epífise e metáfise). Como a estimulação do crescimento mandibular com o aparelho de Herbst também é possível em indivíduos pós-adolescentes e adultos jovens, o aparelho de Herbst é utilizado como uma alternativa à cirurgia ortognática em indivíduos mais velhos da classe II.

Vantagens do aparelho Herbst:

I. Ação contínua - O aparelho Herbst actua 24 horas por dia mantendo a mandíbula numa posição protruída.

2. A duração do tratamento é curta. Normalmente, são necessários 6 a 8 meses de tratamento com o aparelho Herbst para obter uma relação molar e esquelética de

classe I.

3. Pode ser utilizado em doentes que não colaboram.

4. Também pode ser utilizado com sucesso em doentes pós-adolescentes, nos quais resta muito pouco crescimento para trabalhar.

5. Vantajoso em respiradores bucais que não conseguem adaptar-se a aparelhos removíveis.

6. Não interfere com a fala ou a mastigação.

Desvantagens do aparelho Herbst:

1. Risco de desenvolvimento de mordida dupla com o consequente risco de disfunção da ATM em caso de tratamento inadequado.

2. Elevada incidência de quebra e afrouxamento do aparelho.

3. Ocorre uma rápida intrusão dos primeiros pré-molares inferiores e do molar superior. Isso desativa parcialmente os aparelhos.

4. Aumenta a dificuldade dos procedimentos de higiene oral.

5. Devido à sua rigidez, os movimentos laterais da mandíbula são limitados.

6. A colagem de Herbst provoca um risco acrescido de acumulação de placa bacteriana e descalcificação.

O aparelho Herbst com fecho de correr

Um novo design, o aparelho Herbst Flip-Lock[14] , reduz o número de peças móveis que podem levar a quebras ou falhas. É fácil de utilizar e mais confortável para o doente do que o Herbst convencional do tipo cantilever. Em vez de uma fixação por parafuso, tem um conetor de junta esférica e não necessita de molas de retenção.

A primeira geração do Flip-Lock Herbst era feita de um plástico denso de polissulfona, mas este material não se revelou suficientemente forte ou durável para suportar as forças geradas pela fixação da junta esférica. Atualmente, é utilizado um aço inoxidável forte e temperado a quente que resiste à fratura frágil. O diâmetro da esfera soldada e o comprimento da haste foram concebidos com tecnologia informática CAD/CAM para proporcionar uma resistência adequada, oferecendo ao doente uma vasta gama de movimentos. Devido ao perfil baixo e ao contorno suave, os pacientes raramente se queixam de irritação ou desconforto na bochecha.

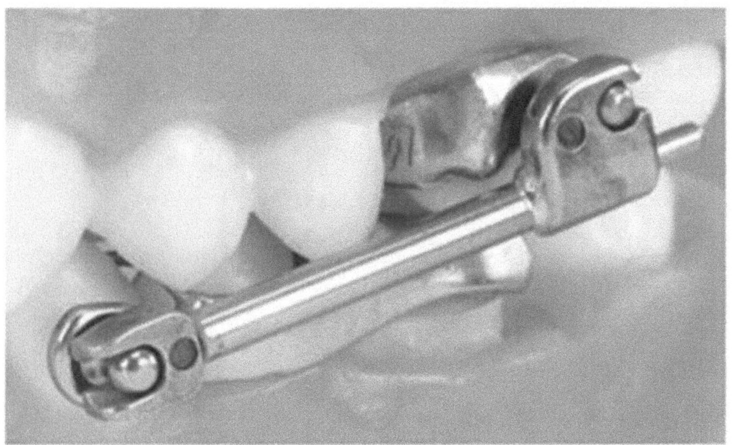

Fig 4: Aparelho Flip Lock

Para a colocação do aparelho, os encaixes dos casquilhos maxilares são fixados com chave após a cimentação das coroas. As hastes devem ser suficientemente longas para não saírem dos casquilhos aquando da abertura máxima. As hastes têm extremidades bifurcadas que são engastadas nas esferas mandibulares.

O aparelho foi concebido para evitar a remoção acidental ou intencional por parte do doente, como acontece frequentemente devido a parafusos soltos ou descascados, mas pode ser removido na cadeira com um alicate de formação de anéis. O aparelho é reativado a cada seis a oito semanas, utilizando buchas bipartidas de 1-3 mm que são engastadas nas hastes conforme necessário.

Os tubos molares podem ser soldados ao nível dos braquetes para combinar aparelhos edgewise com a terapia Herbst. Isto permite a correção simultânea dos incisivos mal posicionados e da mordida profunda, enquanto o aparelho Herbst resolve a discrepância antero-posterior. O Flip-Lock Herbst pode ser combinado com um aparelho jackscrew, se desejado.

O aparelho Herbst Flip-Lock oferece várias *vantagens* em relação aos modelos Herbst convencionais:

1. Melhoria do conforto e da aceitação dos doentes.

2. Menos problemas clínicos em comparação com as fixações com parafusos ou pinos.

3. Menos tempo de cadeira para reativação.

4. Menor frequência de consultas de urgência.

A unidade de bloqueio do avanço mandibular

A Unidade de Bloqueio do Avanço Mandibular (MALU)[15] é um dispositivo de fixação recentemente desenvolvido para o Herbst.

Design de electrodomésticos

A MALU é constituída por dois tubos, dois êmbolos, duas dobradiças superiores "Mobee" com pinos esféricos e duas dobradiças inferiores com pinos de latão.

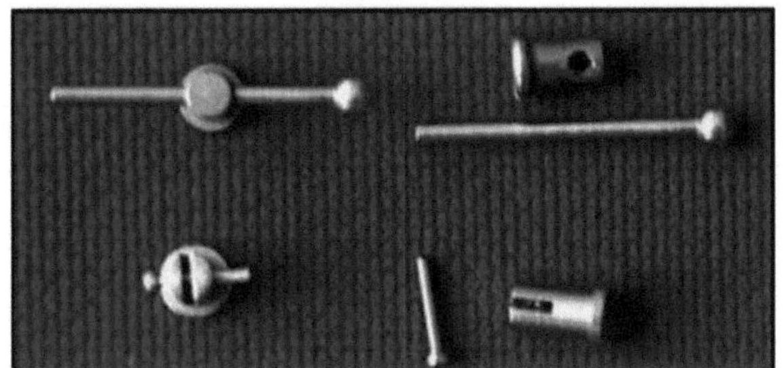

Fig 5: A unidade de bloqueio do avanço mandibular

Na arcada superior do aparelho edgewise-Herbst MALU, apenas os primeiros molares são bandados, com tubos de arnês de 0,051". Um arco palatino pode ser usado em casos de expansão excessiva. Na arcada inferior, os primeiros molares são bandados, e o segmento anterior é colado de cúspide a cúspide com braquetes .022". Os bicúspides podem ser deixados sem braquetes para ajudar a assentar a oclusão e travar a mandíbula. Um fio de aço inoxidável de 021 "X .025" com um ligeiro torque da raiz vestibular no segmento anterior, é dobrado para trás firmemente nas extremidades distais. As dobras para trás da ponta mesial aos primeiros molares inferiores são úteis para controlar os incisivos. Cada dobradiça Mobee superior é inserida no orifício na extremidade do tubo MALU e fixada no tubo do aparelho extrabucal do primeiro molar com o pino esférico. Cada dobradiça de chave inferior é inserida no orifício na extremidade do êmbolo e fixada à arcada de base, distal ao canino, com o pino de latão. O comprimento do conjunto tubo e êmbolo é ajustado de acordo com a quantidade de protrusão mandibular necessária. A mandíbula pode ser progressivamente avançada utilizando espaçadores de 1 a 5 mm.

Vantagens

O aparelho MALU Herbst tem várias vantagens em relação a outros aparelhos

Herbst.

I. O custo é consideravelmente mais baixo porque não requer a construção de um laboratório.

2. A sua simplicidade torna-a útil mesmo para pacientes que não crescem e nos quais apenas é necessário o movimento dentário e o reposicionamento mandibular - normalmente casos com deslocamento distal do côndilo.

3. Também pode ser utilizado em doentes que não se queixam de crescimento e que não colaboram com aparelhos amovíveis ou aparelhos extrabucais.

TALA DE REPOSICIONAMENTO DE AVANÇO MANDIBULAR

Introduzido em 1982 pelo Dr. Clements. O aparelho MARS (Mandibular Advancing Repositioning Splint)[16] é um dispositivo funcional ligado aos fios da arcada de um aparelho ortodôntico multibanda, concebido para manter as mandíbulas da Classe II numa posição protruída. O aparelho MARS é composto por um par de escoras telescópicas, cujas extremidades são fixadas aos fios das arcadas superior e inferior de um aparelho fixo multibanda por meio de um dispositivo de travamento.

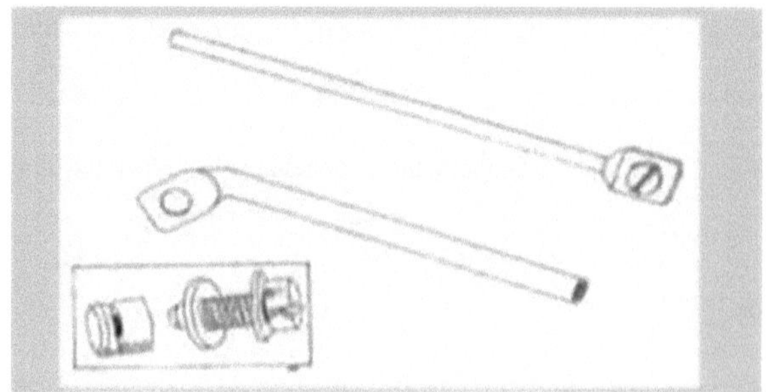

Fig 6: Suporte de tele-escopo do MARS

O objetivo do aparelho MARS é manter a mandíbula numa posição protrusa contínua durante o fecho da mandíbula, bem como durante todos os movimentos de abertura e excursão. O aparelho MARS permite um reposicionamento da mandíbula para uma posição mais avançada ou protrusiva, utilizando o princípio das escoras de compressão e não através de tensão, como acontece com os elásticos de classe II, ou através de um reposicionamento predominantemente muscular, como acontece com os aparelhos funcionais amovíveis. Cada escora é composta por partes separadas: um pistão ou êmbolo e um cilindro ou tubo oco. Estes dois componentes são telescópicos, formando uma escora individual.

As extremidades livres do êmbolo e do tubo oco (escoras) são fixadas aos arcos superior e inferior por meio de uma ranhura e de um parafuso de ajuste que as fixa firmemente na posição do arco. São necessárias duas escoras para cada doente, uma do lado direito e outra do lado esquerdo. As escoras originais eram feitas de componentes do arnês. O pistão era um fio de aço inoxidável de 0,045 polegadas e o cilindro era um tubo de arnês sem costura de 0,005 polegadas (diâmetro interior). Uma extremidade do tubo, bem como uma extremidade do arame, foi achatada e foi-lhe feito um orifício para acomodar a fixação.

Um problema enfrentado com este projeto foi o frequente desengate do pistão do tubo. Isto foi rectificado através da utilização de um pistão mais comprido que, por sua vez, exigiu a colocação do mecanismo de fixação no lado do tubo. Isto permitiu que as extremidades livres do pistão se projectassem para além da extremidade do tubo durante o fecho.

Além disso, uma vez que a largura intermolar é maior do que a largura na área dos caninos, onde o êmbolo se prende ao arco, notou-se uma ligação no ponto de fixação ao arco aquando da abertura da boca. Isto foi resolvido com a utilização de um orifício maior para o parafuso de fixação, resultando numa junta solta. Além disso, a patilha de descolagem do tubo estava deslocada num ângulo de 10-15° em relação ao tubo. Foram utilizados parafusos de fixação ajustáveis para a fixação das escoras ao arco. O tubo oco é fixado ao fio superior mesialmente ao molar mais distal incorporado na configuração. O êmbolo é bloqueado em posição por meio de uma fixação semelhante no fio da arcada inferior, distal aos caninos inferiores. O mecanismo de bloqueio, que é fixado ao respetivo fio da arcada, é ligado ao êmbolo e ao tubo oco por um parafuso solto que permite que as escoras rodem em torno do ponto de fixação. O ajuste solto do parafuso de fixação com o êmbolo e o tubo oco permite movimentos laterais da mandíbula.

Fabrico:

O aparelho MARS é sempre ligado apenas ao fio de arco retangular pesado que encaixa completamente nas ranhuras do braquete. Assim, todas as rotações preliminares, fechamento de espaço e procedimentos de alinhamento devem ser completados antes da colocação do aparelho MARS.

Pede-se ao paciente que projete esta mandíbula com as linhas médias coincidindo e a mandíbula numa relação de classe I, os comprimentos das hastes direita e esquerda são medidos. O comprimento da escora MARS é a distância entre o meio do espaço interbraquetes distal aos caninos inferiores e o meio do espaço interbraquetes mesial ao molar terminal superior. O comprimento do tubo oco é determinado pela subtração de uma medida calculada e padronizada de 7,4 mm do comprimento da estrutura.

O aparelho MARS, como regra geral, deve ser bloqueado na posição 2-3 mm. posterior à medição da distância incisal máxima protrusiva (PIED). Se o paciente sentir desconforto devido a uma mandíbula demasiado protrusiva, o aparelho é ajustado e bloqueado numa posição menos protrusiva.

O aparelho MARS pode ser ajustado para a frente ou alongado por 2 métodos. O primeiro método consiste simplesmente em substituir as escoras de ambos os lados por membros superiores ou tubos mais compridos. O membro inferior pode ser mantido ou trocado por um êmbolo mais longo, se desejado. Um segundo método envolve a colocação de espaçadores de 2 a 3rnm de comprimento nos membros inferiores ou pistões.

Clements observou que para assegurar uma boa e estável relação oclusal de classe I, o aparelho MARS deve ser ajustado até um ponto em que as bordas incisais mandibulares estejam 2 a 3 mm anteriores à sua posição final desejada, ou seja, 2 a 3 mm em direção a uma mordida cruzada anterior. Geralmente, quase imediatamente após a remoção do aparelho MARS, a mandíbula tende a recuar ligeiramente, normalmente cerca de 2-3 mm, daí a necessidade de uma sobre correção. O efeito nos maxilares de um paciente que usa o aparelho MARS é semelhante ao do tipo de aparelho funcional fixo, como o aparelho Herbst.

No entanto, existem várias diferenças importantes entre os dois aparelhos:
I) Ao contrário do aparelho Herbst, o aparelho MARS não necessita de soldadura nem de procedimentos laboratoriais exaustivos.

2) Tem um incidente mínimo de rutura

3) Não deprime o canino, não abre espaços na zona dos pré-molares, nem aflora os incisivos inferiores se o fio retangular for atado aos molares terminais.

4) É fácil de fixar ou retirar do arco.

5) Pode ser colocado num momento adequado durante o tratamento.

Para além das diferenças acima referidas em relação ao Herbst, que constituem vantagens distintas, existem ainda algumas outras vantagens do aparelho MARS:

1) Está ativo 24 horas por dia

2) Não é volumoso

3) A cooperação do doente não é vital.

Desvantagens da aplicação MARS:

1. Requer a instalação de um aparelho fixo com vários suportes antes da aplicação.

2. Devido ao requisito acima, a utilização em casos de dentição mista é limitada.

3. Os dentes das respectivas arcadas têm de ser preparados com um alinhamento correto e uma inclinação axial correcta antes da colocação do aparelho

4. Não pode ser utilizado em fios redondos, deve ser utilizado apenas com fios rectangulares mais pesados.

5. Requer o dimensionamento personalizado de cada aparelho para cada paciente. Os comprimentos do pistão e do tubo têm de ser cortados e polidos individualmente.

<u>O TELESCÓPIO VENTRAL</u>

(Professional Positioners, Inc., 2525 Three Mile Road, Racine Wisconsin 53404 - 1328).

Este foi o primeiro RFF A telescópico que surgiu como uma unidade única, ou seja, ao atingir a abertura máxima não se desmonta. [5]

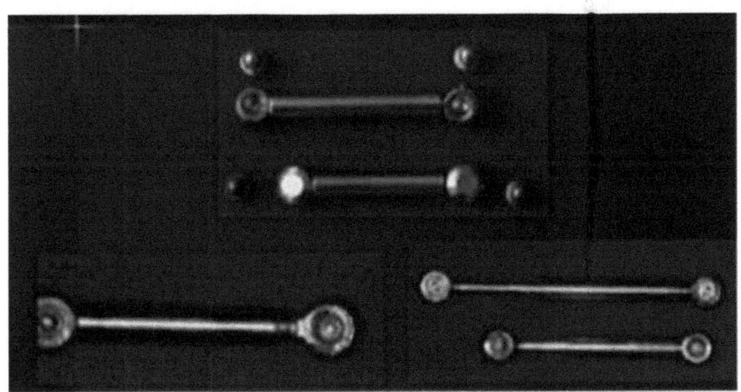

Fig 7: Telescópio ventral

Este aparelho está disponível em duas versões e a sua fixação é efectuada por meio de esferas de fixação. É particularmente fácil de ativar. O funcionamento é simples e efectua-se desaparafusando o tubo, permitindo assim uma ativação de cerca de 3 mm.

As suas desvantagens residem no facto de ser bastante espesso e de sofrer fracturas no travão que estabiliza a articulação. Tal como acontece com os outros aparelhos em que a fixação é conseguida através de fixações esféricas, é necessária uma grande precisão no que diz respeito à inclinação e à soldadura dos componentes.

O DISPOSITIVO TELESCÓPICO MAGNÉTICO

Introduzido pelo Dr. Ritto em 1997. [5] Consiste em dois tubos e dois êmbolos com uma secção semicircular e com ímanes NdFeB colocados de forma a exercer uma força de repulsão. O encaixe é efectuado através do sistema MALU

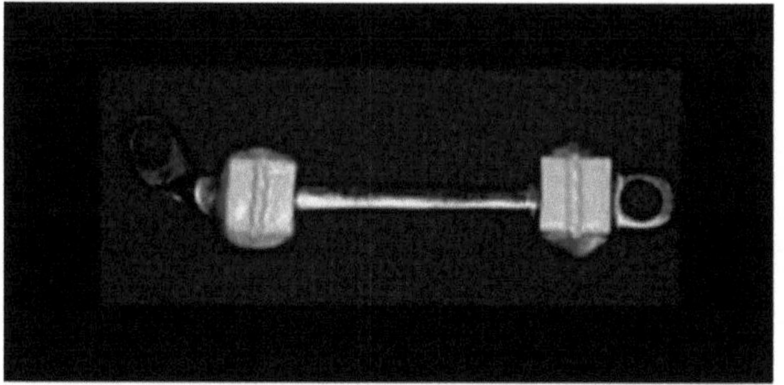

Fig 8: Dispositivo telescópico magnético

Este aparelho tem a vantagem de associar um campo magnético ao aparelho funcional. Os seus principais inconvenientes são a sua espessura, o trabalho de laboratório necessário para a sua preparação e o revestimento dos ímanes.

APARELHOS DE PROTRACÇÃO MANDIBULAR

O Aparelho de Protração Mandibular (APM)[17] foi introduzido em 1995 pelo Dr. Carlos Martins Coehlo Filho. O MPA passou por várias mudanças ao longo dos anos e agora está na sua quarta variação. Funciona de forma semelhante ao aparelho de Herbst, mas utiliza tubos e hastes menores, que são fixados no tubo da cabeça do primeiro molar superior e no fio mandibular.

Aparelho de protracção mandibular n.º 1 O primeiro tipo de aparelho de protracção mandibular (APM) requer arcos de aço inoxidável em ambas as arcadas. O fio mandibular necessita de batentes como círculos, ganchos crimpáveis, ou laços distais às cúspides para evitar o contacto direto entre o aparelho e os brackets colados que ligam as cúspides e a colocação de um arco lingual de ligação permite ao clínico utilizar os brackets das cúspides como batentes também. Além disso, o arco inferior deve ter torque lingual suficiente na região anterior para resistir ao deslocamento vestibular dos incisivos inferiores devido à pressão protrusiva do aparelho. Ele deve ser apertado com uma ponta distal ao tubo mandibular ou com uma ligadura colocada firmemente em torno de uma alça que repousa sobre o tubo mandibular.

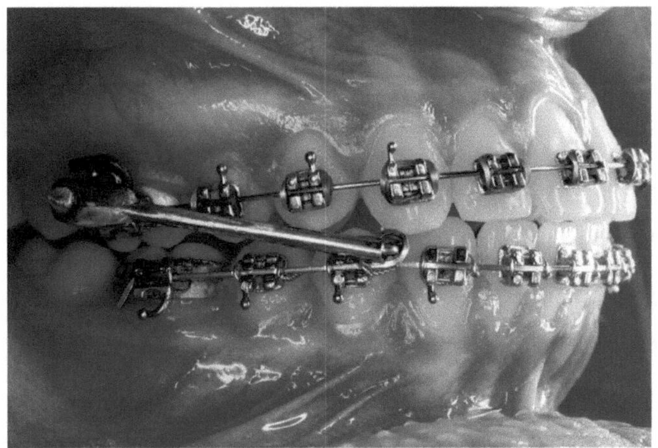

Fig. 9: Aparelho de proteção mandibular

Cada lado do aparelho é feito dobrando um pequeno laço em ângulo reto na extremidade de um fio de aço inoxidável de 0,032". O comprimento do aparelho é então determinado através da protrusão da mandíbula para uma posição com a devida correção do trespasse, sobremordida e linha média e medindo a distância da mesial do cubo maxilar até ao batente do fio mandibular. Outro pequeno círculo em ângulo reto é então dobrado numa direção oposta na outra extremidade do fio de aço inoxidável de .032". As angulações destas curvas podem variar para permitir o deslizamento livre ao longo do fio mandibular. Um círculo do aparelho é colocado sobre o fio maxilar contra o tubo molar, e o outro círculo contra o batente do fio mandibular. Ambos os círculos são então fechados completamente.

O funcionamento deste aparelho é bastante simples: desliza distalmente ao longo do arco mandibular e mesialmente ao longo do arco maxilar, aquando da abertura, e volta a repousar contra o batente do arco mandibular e o tubo bucal maxilar, aquando do fecho. No entanto, para permitir uma folga suficiente para o deslizamento ao longo do fio mandibular, os brackets bicúspides devem ser omitidos, e é frequentemente necessário um desvio vestibular no fio inferior.

Com uma seleção cuidadosa dos pacientes e uma utilização judiciosa, este primeiro desenho funciona de forma bastante eficaz; no entanto, a impossibilidade de colar os bicúspides inferiores, combinada com a abertura limitada da boca do aparelho e o deslocamento frequente das bandas molares, levou ao desenvolvimento de um segundo aparelho de protrusão.

Aparelho de protracção mandibular n.º 2

O MPA No.2 é fabricado fazendo círculos rectos em duas peças de fio de aço inoxidável de .032". Um pequeno pedaço de bobina rígida ou tubo de aço inoxidável é colocado sobre um dos fios. A bobina pode ser feita de fio de aço inoxidável de .024". Uma extremidade de cada fio é inserida através do laço do outro fio, de modo a que cada fio passe através do outro até ao limite da bobina de fio. A bobina impede que os dois fios interfiram um com o outro e assegura a sua relação correcta.

O fio maxilar edgewise é feito com uma quantidade normal de torque anterior e com círculos direccionados oclusalmente contra os tubos molares. O fio mandibular deve ter um torque suficiente na porção anterior para resistir à inclinação dos incisivos labiais e deve ter círculos oclusais colocados cerca de 2-3mm distalmente a cada cúspide. O arco inferior deve ser firmemente apertado para trás.

O comprimento apropriado de cada conjunto de fios é determinado colocando os arcos na boca e fazendo com que o paciente posicione a mandíbula com o overjet, overbite, linha média e oclusão molar correctos. Esta distância é transferida para cada conjunto de arame, e os laços de fixação são dobrados nas extremidades do arame para os círculos do arco maxilar e mandibular.

O aparelho pode ser colocado diretamente na boca, um lado de cada vez, ou pode ser montado, fora da boca, da seguinte forma

I. Introduzir as extremidades do aparelho nos círculos dos arcos maxilar e mandibular de ambos os lados e apertar completamente as ligações do aparelho para evitar que se desloquem.

2. Introduzir o fio da arcada superior e deixar os aparelhos pendurados passivamente de cada lado.

3. Introduzir o fio inferior nos tubos dos molares inferiores e apertar bem ambos os lados, dobrando gengivalmente o fio que se estende para além dos tubos ou ligando os laços de amarração.

A distância de 2-3mm entre os braquetes cúspides e os círculos do arco mandibular permite ajustes para assimetrias que podem se desenvolver durante o tratamento. Simplesmente deslizando o arco para um lado ou para o outro, a linha média pode ser alterada, e mais pressão pode ser colocada num lado da boca.

Ambos os aparelhos reposicionam permanentemente a mandíbula para a frente e dependem de uma combinação de crescimento condilar e adaptação dentoalveolar para obter uma oclusão posterior de Classe I.

O aparelho de protracção mandibular n.º 3

Os problemas de quebra, abertura restrita e desconforto para o paciente, associados ao MPA No.1, e a dificuldade de construção do MPA No.2 na cadeira, desencorajaram muitos ortodontistas a usar esses aparelhos. A quebra do fio tem sido um problema particular com os sistemas de braquetes .018", uma vez que eles são incapazes de acomodar os fios maiores e mais fortes disponíveis para os aparelhos .022".

Muitas das limitações dos dois primeiros desenhos do MPA foram superadas com o desenvolvimento do MPA No. 3. Esta versão elimina grande parte do stress do arco e permite uma maior amplitude de movimento da mandíbula, mantendo a mandíbula numa posição protruída. O novo aparelho ainda se assemelha ao Herbst, mas o seu tamanho mais pequeno e a sua função melhorada tornam-no muito mais tolerável do que os MPAs ou aparelhos Herbst desenvolvidos anteriormente, e a sua facilidade de construção e inserção reduzem o stress e o desconforto tanto para os médicos como para os pacientes.

Construção de electrodomésticos

As peças necessárias para a construção do MPA n.º 3 são:

I. Dois tubos maxilares com um diâmetro interno de 0,045", cada um com cerca de 27 mm de comprimento.

2. Duas anilhas maxilares de fio de aço inoxidável de .040", cada uma com cerca de 13 mm de comprimento, com uma anilha dobrada numa das extremidades num ângulo de cerca de 130° em relação à horizontal.

3. Duas hastes mandibulares de fio de aço inoxidável de .036", cada uma com cerca de 27 mm de comprimento.

4. Quatro peças de material de banda.

5. Dois comprimentos curtos de fio de aço inoxidável recozido de 0,036", cada um com um laço numa extremidade, para fixar o aparelho ao tubo do aparelho extrabucal do molar superior.

Soldar cada tubo maxilar a uma ansa maxilar. Soldar duas peças de material de banda à volta dos fios combinados. Isto eliminará a necessidade de soldar. Preparar um fio mandibular de aço inoxidável, dobrando uma ansa em "O" de cada lado distal à cúspide, enrolando o fio duas vezes à volta de um alicate de Tweed para formar ancas. Idealmente, deve ser utilizado um fio de 0,019" X 0,025".

Preparar cada haste mandibular de .036" fazendo uma dobra de 90° numa das extremidades. Colocar um pequeno pedaço de tubo sobre a mesma extremidade, e depois cravar e soldar para que fique fixo. Insira a perna mais comprida da haste mandibular através da ansa "O" no arco a partir da lingual. Manipular a haste para cima até ficar quase perpendicular ao fio.

Colocação de aparelhos

Colocar o arco mandibular na boca de modo a que o fio se estenda o suficiente para distal ao tubo molar para um tieback de dobra para baixo. Sempre que possível, incluir os segundos molares para aumentar a ancoragem. Embora os braquetes bicúspides mandibulares possam ser incluídos, há menos interferência e mais espaço de trabalho se for colocado um simples aparelho colado 2 X 6.

A arcada maxilar pode ser total ou parcialmente colada, utilizando-se qualquer tipo e tamanho de fio redondo ou de ponta, de aço inoxidável ou níquel titânio. Este fio pode ser atado ou não, consoante se pretenda um movimento em massa dos dentes superiores ou apenas um movimento distal dos molares.

Fixe o tubo maxilar à extremidade distal do tubo do arnês do primeiro molar superior, enfiando o pino curto de aço inoxidável recozido através da ansa do tubo MPA e depois através do tubo do arnês. Dobrar o pino recozido para baixo, mesialmente ao tubo do arnês. Em alternativa, o tubo maxilar pode ser enrolado sobre o fio maxilar mesial ao tubo do arnês, ou o pino recozido pode ser inserido na extremidade mesial do tubo do arnês.

Peça ao paciente para posicionar a mandíbula para corrigir qualquer sobremordida, sobressaliência e desvio da linha média e, em seguida, use o tubo maxilar montado para medir a distância da extremidade distal do tubo do aparelho extrabucal até a alça "0" do arco mandibular. Marque e corte o tubo neste ponto.

O MPA No.3 permite uma abertura quase ilimitada, até pelo menos 50-55 mm. Tal como os outros MPAs, pode ser utilizado unilateralmente; os doentes consideram geralmente esta versão mais confortável do que a bilateral.

Adaptações do MP A No.3

Se o conjunto do tubo maxilar for cortado antes de uma posição mandibular totalmente protruída, pode ser colocada uma mola de bobina aberta de níquel titânio (diâmetro interno de 0,045") sobre a haste mandibular entre o tubo maxilar e a extremidade da haste. Embora este desenho reduza a protrusão ortopédica, fornece uma força suave e contínua de Classe II que é eficaz na resolução de más oclusões e semelhante em princípio à mola Eureka. A força é suficientemente pequena para que a haste mandibular possa descansar contra o braquete do canino sem risco de quebra. Mas a rotação mesial do canino é um problema. Ao inverter a direção do aparelho, o MP A No.3 pode ser utilizado para corrigir más oclusões de Classe III e mordidas cruzadas anteriores. Este desenho requer que o tubo seja fixado à arcada mandibular, seja enfiando o pino recozido através do tubo do aparelho extrabucal do primeiro ou segundo molar, seja passando o tubo sobre o arco mandibular adjacente ao tubo do molar ou ao braquete. O tubo deve ser suficientemente curto para acomodar uma mola de bobina aberta entre o laço da haste e o tubo. Após o fecho completo da boca, a bobina comprime-se para criar as forças necessárias para a frente na maxila e para trás na mandíbula.

A versão Classe III do MP A No.3 fornece ancoragem anterior maxilar para o movimento mesial dos dentes posteriores. Tal como a versão de Classe II, permite uma abertura ampla.

As vantagens da AMP n.º 3 em relação às AMP n.ºs 2 e 1 são as seguintes

I. É mais cómodo para o doente, promovendo assim uma melhor adesão.

2. Oferece uma maior amplitude de movimentos.

3. É igualmente simples e económico, mas mais fácil de colocar.

4. Pode ser adaptado a casos de classe II ou de classe III.

5. Pode ser utilizado para posicionamento mandibular ou movimento dentoalveolar.

6. Provoca menos quebras de arcos e aparelhos e, por conseguinte, menos consultas de urgência.

Aparelho de protracção mandibular n.º 4

A versão mais recente, o MPA IV, é muito mais fácil de construir e instalar e muito mais confortável para o doente.

O MPA IV é constituído pelas seguintes partes:

1. Tubo em "T".

2. Cavilha de bloqueio do molar superior.

3. Haste mandibular.

4. Arco mandibular.

Fabrico de electrodomésticos

1. Soldar por pontos duas secções perpendiculares de tubos de aço inoxidável de .040" para os manter no lugar até à soldadura. Este processo pode ser repetido várias vezes ao longo do tubo mais longo, desde que haja pelo menos 37 mm entre os tubos mais curtos.

2. Soldar cada intersecção soldada por pontos dos tubos mais compridos e mais curtos.

3. Cortar o excesso de cada tubo mais curto ao nível da secção mais comprida. Cortar a secção mais longa

A secção do tubo curto fica nivelada com o tubo curto. O excesso de tubo pode ser reutilizado. Vários conjuntos de tubos em "T" e hastes mandibulares podem ser pré-fabricados de uma só vez e guardados para utilização posterior.

4. Fabricar o pino de bloqueio do molar superior adicionando uma pequena gota de solda de prata a uma extremidade de uma secção de fio de aço inoxidável de .040". Arredondar a gota de solda com um disco e uma broca para a tornar tão pequena e lisa quanto possível, evitando assim a irritação bucal.

5. Insira o pino de bloqueio molar na secção mais pequena do tubo "T" e puxe-o até que a gota de solda fique presa contra o tubo. Marcar o pino de bloqueio do molar com uma caneta no ponto em que emerge do outro lado do tubo "T".

6. Retirar o pino de bloqueio do molar e dobrá-lo suavemente na marca de tinta com um alicate de três pontas. Reinserir o pino de bloqueio do molar até ao fim na secção mais pequena do tubo *em "T"*. Se a curvatura for demasiado acentuada, desactivá-la um pouco com o alicate.

7. Insira um pedaço de fio de aço inoxidável de 0,040" na secção mais longa do tubo *em "T"* para evitar a deformação do tubo e, em seguida, dobre a cavilha de bloqueio mandibular com a pressão dos dedos até ficar paralela ao tubo mais longo. Se necessário, utilize um alicate pesado para completar a dobragem.

8. Cortar o pino de bloqueio do molar num comprimento manejável e recozer a sua ponta para facilitar a sua dobragem durante a instalação.

9. Fabricar a haste mandibular fazendo uma dobra de 90° numa das extremidades

de uma secção de fio de aço inoxidável de .036", formando uma perna mais comprida e outra mais curta. Adicionar uma pequena gota de solda à ponta da perna mais curta.

10. Introduzir a haste mandibular no tubo *em "T*

Instalação

1. O fio mandibular de aço inoxidável de 0 19" x 025" deve ter duas pequenas alças circulares que se estendem oclusalmente, logo distal às cúspides.

2. Inserir cada haste mandibular numa ansa circular a partir da lingual, puxá-la e rodá-la para cima.

3. Inserir cada pino de bloqueio de molar num tubo de .045" do primeiro molar superior a partir da distal. Pedir ao paciente para posicionar a mandíbula para a frente para simular o overjet e a linha média desejados, e depois marcar a intersecção de cada tubo "T" com a ansa circular correspondente do arco mandibular. Isto define o comprimento do MPA, de modo a manter a mandíbula na posição protraída em repouso. Marque também cada pino de travamento molar no ponto onde ele emerge da extremidade mesial do tubo do primeiro molar.

4. Retirar cada conjunto maxilar do tubo molar e cortar os pinos de bloqueio dos molares e os tubos em "T" nas marcas.

5. De cada lado, enquanto segura o tubo em "T" com um alicate, insira a haste mandibular no tubo. Segure a cavilha de bloqueio do molar com um alicate e insira-a no tubo do molar maxilar de 045" a partir da distal. Completar a inserção empurrando o conjunto para a frente com um dedo.

6. Com o paciente na abertura máxima, o alicate de Howe é utilizado para dobrar firmemente cada pílula de bloqueio molar mesialmente ao tubo do primeiro molar.

O MPA 4 pode ser ativado em um ou ambos os lados, bastando enrolar uma secção de mola helicoidal de níquel-titânio sobre a haste mandibular. A quantidade de ativação será determinada pelo número de voltas da bobina.

Indicações para o MPA

1.	Maloclusões de classe II.

2.	Maloclusões de subdivisão de classe II. 3. Maloclusões de classe III.

3.	Deslocação mesial dos caninos maxilares para actuarem como incisivos laterais.

4.	Sobremordidas profundas.

5.	Grandes jactos de água.

6.	Preservação da ancoragem dos molares superiores.

7.	Preservação da ancoragem do incisivo mandibular.

8.	Correção das assimetrias da linha média.

9.	Alívio dos sintomas de DTM

Vantagens do MPA

1.	Vários modelos disponíveis.

2.	Pode moldar as forças.

3.	Ajustes fáceis e precisos.

4.	Pode proteger a ancoragem dos molares superiores.

5.	Pode proteger a ancoragem do incisivo mandibular.

6.	Não é necessária nenhuma técnica de laboratório.

7.	Fabrico pouco dispendioso.

8.	Tempo mínimo de tratamento em cadeira.

9.	Invulgarmente útil com crianças em crescimento.

10.	Pode corrigir más oclusões em pacientes que não estão a crescer.

11.	Alterações dentoalveolares rápidas.

12.	Pode aliviar os sintomas de DTM.

13.	Útil em pacientes com ângulo mandibular elevado e ângulo baixo.

14.	Requer uma cooperação mínima do paciente.

15.	Altera minimamente a convexidade maxilar.

16.	Força dirigida para cima e para trás ao longo do eixo Y.

Desvantagens da AMP

1.	Não pode alterar substancialmente a convexidade maxilar.

2.	Não é possível corrigir as protuberâncias bimaxilares.

3.	Depende de uma oclusão pré-molar acentuada para a retenção.

4.	Avança os incisivos mandibulares.

5.	Requer um fio mandibular de grande diâmetro

6.	Os pacientes devem usar durante vários meses (4 -12 meses)

7.	Restrição do movimento mandibular (mas menos do que com o aparelho Herbst).

8.	Actua principalmente através de alterações dentoalveolares.

9.	Não pode crescer a mandíbula ou a maxila para além do seu potencial genético.

10.	Os doentes podem destruí-los.

11.	As bocas pequenas não os podem acomodar.

12.	Curva de aprendizagem tanto para os doentes como para os médicos.

<u>O SALTADOR DE MORDIDA UNIVERSAL</u>

O Universal Bite Jumper (UBJ) [18] pode ser utilizado em todas as fases do tratamento, na dentição mista ou permanente, e com aparelhos removíveis ou fixos.

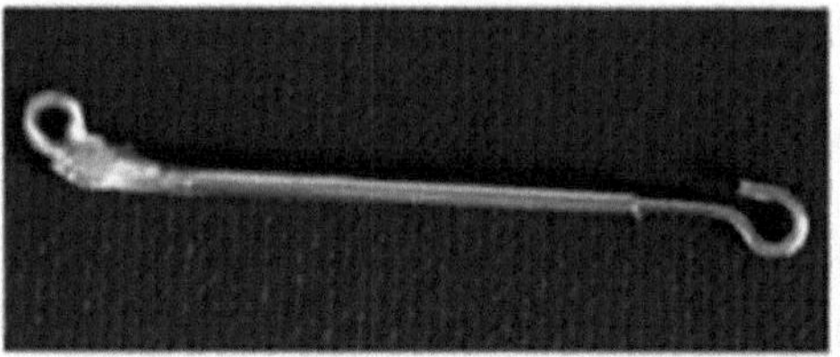

Fig 10: Jumper de mordida universal

Tal como outros aparelhos de propulsão mandibular, o UBJ utiliza um mecanismo telescópico, podendo ser adicionada uma mola helicoidal ativa, se necessário. O UBJ também pode ser utilizado em casos de Classe III se for montado numa configuração inversa.

Configuração de aparelhos fixos

Na sua configuração normal, a JBU é fixada ao tubo do aparelho extrabucal maxilar com um pino esférico. Este pino é dobrado de modo a poder ser ligado com um fio de ligadura ao gancho da banda molar. Pode ser utilizado um arco transpalatino ou um expansor para controlar a largura do palato.

Na arcada mandibular, a haste deslizante termina num gancho de 90^0 que é fixado ao fio da arcada. Os pré-molares devem ser deixados livres, enquanto os braquetes .022" são colados de canino a canino. O fio de aço inoxidável mandibular .021" X .025" deve ter um batente e um desvio vestibular para permitir o deslizamento e deve ser dobrado firmemente para trás distal ao tubo do molar mandibular. Um torque coronolingual de 10-15° deve ser colocado no fio para imobilizar os incisivos. Não é necessária qualquer preparação laboratorial; o UBJ é colocado na boca do doente e cortado com o comprimento adequado para o avanço mandibular pretendido.

Configuração do cantilever inferior

Numa configuração alternativa, a ansa da haste é fixada a um cantilever inferior, constituído por um fio oval de Rumanium de 2,4 mm X 1,4 mm com um fecho de bola soldado, desde a coroa do molar inferior até à área interproximal entre o primeiro pré-molar e o primeiro canino da mandíbula.

Um arco lingual soldado de .048" liga os dois molares mandibulares e contacta as superfícies linguais dos incisivos mandibulares. Um tubo de .028" adjacente ao cantilever permite o posicionamento do arco de realinhamento dos incisivos mandibulares. Os separadores são colocados nos molares alguns dias antes da consulta de moldagem. Nesta consulta, são tiradas impressões para os moldes de trabalho e é feita uma mordida em cera com o avanço mandibular pretendido. Se forem utilizadas bandas fotogravadas, a impressão deve ser efectuada com as bandas na boca; se forem preferidas coroas de molares, estas podem ser colocadas e ajustadas no molde, que é depois aparado à volta dos primeiros molares.

Os tubos UBJ são soldados às bandas ou coroas dos molares superiores. O cantilever inferior e a arcada lingual são preparados e soldados. A montagem do articulador no meu laboratório facilitará a construção da UBJ, que é ajustada para o avanço mandibular necessário, cortando os tubos e as hastes no comprimento correto.

Montagem de talas amovíveis

Quando utilizadas com talas acrílicas amovíveis, duas UBJs laterais ligam as áreas dos molares superiores e dos primeiros pré-molares inferiores. São fixadas a fechos esféricos de 1,2 mm, que são construídos no molde de trabalho e depois incorporados nas talas termoformadas. A alça inferior da UBI deve ser orientada na direção ântero-posterior.

Os casos de Classe III podem ser tratados através da montagem de UBJs laterais com molas helicoidais de níquel titânio em splints removíveis. Nestes casos, as UBJs são invertidas de modo a que a região do canino maxilar fique ligada à região do molar mandibular.

Ajustamentos

As reactivações são feitas a cada seis a oito semanas, engastando buchas de tala de 2-4 mrn nas hastes. Os UBIs com molas helicoidais de níquel titânio não precisam de ser reactivados. Problemas de linha média ou assimétricos podem ser facilmente tratados ajustando-se um lado ou outro do aparelho.

Vantagens do Universal Bite Jumper

1. É simples, robusto e económico.

2. Os requisitos de inventário são mínimos - o UBJ pode ser utilizado em ambos os lados da boca e existe apenas um tamanho, uma vez que é cortado com o comprimento desejado para cada caso.

3. Pode ser utilizado em qualquer fase do tratamento. Na dentição mista precoce para obter um avanço mandibular imediato antes de qualquer alinhamento dentário ou na dentição permanente para um tratamento funcional fixo.

4. Pode ser utilizado em casos da classe II ou da classe 111.

5. O seu perfil baixo resulta numa irritação bucal consideravelmente menor do que com aparelhos semelhantes

6. O conforto e a aceitação do paciente são excelentes.

7.	Pode ser facilmente fixado a talas amovíveis para uma fixação máxima

<u>O APARELHO BIOPÉDICO</u> (GAC International, Inc., 185 Oval Drive, Central Islip, NY 11722 -1402).

Este é um aparelho de salto de mordida que é encaixado nos molares maxilares e mandibulares, usando um sistema tipo cantilever. É depois ligado a um tubo bucal BioPedic.

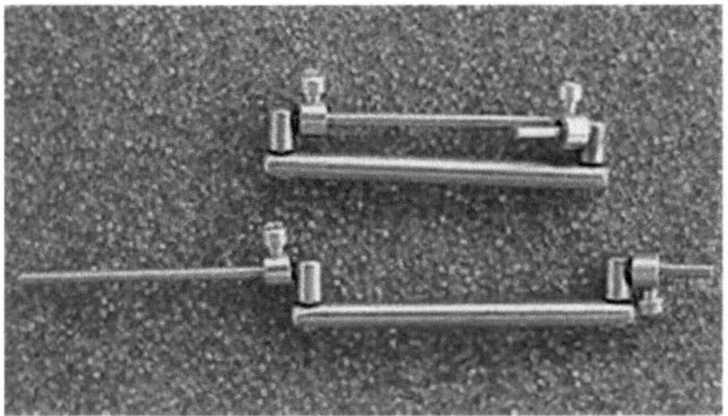

Fig. 11: O aparelho biopédico

A ativação é conseguida fazendo deslizar o aparelho ao longo do tubo bucal e fixando o parafuso. O tamanho é universal para os lados esquerdo e direito. Dois pivôs nas extremidades permitem que o aparelho seja rodado quando o paciente abre a boca.

<u>APARELHO DE REPOSICIONAMENTO ANTERIOR MANDIBULAR</u>

Introduzido em 1998 pela Ormco após um extenso desenvolvimento e testes efectuados por Douglas Toll da Alemanha e James Eckhart dos Estados Unidos. O Aparelho de Reposicionamento Anterior Mandibular (MARA)[19] (AOA, 13931 Spring Street, PO Box 725, Sturtevant, WI 53177) difere substancialmente de outros aparelhos de reposicionamento mandibular na medida em que está permanentemente fixado, mas não liga a maxila à mandíbula através de pistões, fios ou bobinas. Este desenho permite uma liberdade de movimentos que não se encontra noutros aparelhos e contribui para uma maior aceitação por parte dos pacientes.

MARA Design

O MARA utiliza normalmente coroas de aço inoxidável como retentores molares, embora os clínicos possam empregar com sucesso bandas molares de paredes espessas. As bandas molares vulgares partem-se devido à pressão oclusal e ao movimento da mandíbula, pelo que os clínicos devem evitar a sua utilização.

As coroas maxilares têm um tubo duplo soldado às suas superfícies vestibulares, ou seja, tubos de 0,022 ou 0,0 18 polegadas e grandes tubos oclusais quadrados nos quais se encaixa um came ajustável. As coroas mandibulares têm tubos de borda e seguidores de came soldados às suas superfícies vestibulares e um arco lingual que liga as coroas umas às outras.

O came maxilar e os seguidores do came mandibular impedem o fecho da mandíbula numa posição retruída ou de Classe II, uma vez que as duas partes colidem para impedir o fecho normal e habitual. No entanto, o desenho do instrumento encoraja a mandíbula a mover-se para a frente, e o seguidor do came mandibular irá mover-se à frente do came maxilar. Isto permite a oclusão dos dentes.

Mesmo sem uma ligação física entre as partes maxilar e mandibular, o doente aprende rapidamente a posicionar a mandíbula para a frente em repouso e durante a função. Os médicos podem selecionar a quantidade de posição mandibular para a frente ajustando o came maxilar com espaçadores deslizados no braço do came. Os médicos podem ajudar os doentes a ajustarem-se ao MARA fornecendo avanços incrementais em vez de obterem a correção completa no início. Os espaçadores de came permitem este tipo de avanço mandibular lento e sequencial.

Os clínicos podem combinar o MARA com expansores rápidos do maxilar, aparelhos edgewise completos ou aparelhos edgewise parciais, ou utilizá-lo sem brackets, fios ou outros aparelhos.

Sequência de tratamento MARA

Um esquema geral para a utilização do MARA é o seguinte:

1.   A maxila é expandida, se necessário.

2.   Para alinhar os incisivos, são utilizados aparelhos parciais, ou seja, arranjos maxilares e mandibulares 2 x 4 ou 2 x 6 de brackets, coroas e fios.

3.   A MARA é colocada.

4.   O MARA é removido.

5.   A conclusão da colagem e o alinhamento final dos dentes são efectuados.

6.   Os aparelhos são retirados e inicia-se a retenção.

Técnica clínica

Os ortodontistas podem colocar as coroas ou bandas de paredes espessas nos molares e depois tirar impressões das arcadas maxilar e mandibular. Em alternativa, podem optar por tirar as impressões das arcadas e deixar que o laboratório faça a seleção da coroa. A evidência anedótica demonstrou que a seleção laboratorial de coroas rivaliza com a escolha do clínico e esta técnica continua a crescer em popularidade devido à sua facilidade de utilização e precisão.

As impressões são preenchidas com gesso e as coroas são depois transferidas para os moldes de gesso.

O ortodontista deve selecionar a quantidade desejada de avanço mandibular e marcar os moldes nesse ponto, após alinhar também as linhas médias. Um laboratório comercial, embora não seja necessário para o MARA, é aconselhado, pois essas empresas têm vasta e bem-sucedida experiência na confeção dos aparelhos.

O aparelho acabado é experimentado na boca e o clínico faz ajustes que permitem o avanço mandibular desejado e o alinhamento da linha média. O cimento de ionómero de vidro (CIV) é utilizado para fixar firmemente as coroas ou bandas aos dentes. O cimento de polimerização ligeira requer aberturas oclusais nas coroas para permitir a penetração da luz; por este motivo, alguns clínicos preferem a utilização de GICs de polimerização dupla. O clínico deve aconselhar os pacientes a não testarem os novos aparelhos desnecessariamente, pois os solavancos oclusais podem ferir os dentes e causar dores evitáveis. Pressões mastigatórias fortes e constantes também podem afrouxar as coroas e quebrar as juntas de solda. Além disso, os pacientes devem ser lembrados de que devem esperar uma curva de aprendizagem com o MARA e não esperar que as suas mordidas funcionem sem falhas durante alguns dias. Os alimentos de mastigação fácil constituem a melhor dieta inicial, mas os doentes devem encontrar poucas restrições dietéticas após alguns dias. Os pacientes que usam o MARA podem ser consultados com a frequência que o ortodontista achar necessária, mas o paciente típico não precisará de um ajuste mais do que a cada 3 ou 4 meses. Num caso típico, o paciente usará o MARA aproximadamente 12 meses antes de o remover.

Tratamento MARA para adultos

Embora os adultos não tenham o potencial de crescimento dinâmico dos adolescentes, os seus complexos dento-alveolares podem fazer ajustes favoráveis sob a influência do MARA, que previsivelmente corrigirão as más oclusões de Classe II. Até agora, a idade dos pacientes adultos parece ser irrelevante para o sucesso do MARA.

Vantagens do MARA

1.	A maxila e a mandíbula podem atuar independentemente uma da outra.

2.	Os doentes têm uma maior amplitude de movimentos.

3.	Todo o fabrico pode ser efectuado no laboratório.

4.	O aparelho não pode ser retirado pelo doente

Desvantagens do MARA

1.	Um investimento laboratorial substancial.

2.	São necessárias coroas provisórias de aço inoxidável em todos os primeiros molares.

3.	A colocação destas coroas resulta num certo aumento da altura facial anterior.

4.	A localização posterior e vestibular dos planos-guia pode causar o afrouxamento das coroas de aço inoxidável ou a quebra da protuberância horizontal mandibular

5.	Alguns pacientes com bocas pequenas, especialmente pré-adolescentes, não toleram o aparelho.

6.	Alguns pacientes não conseguem efetuar os ajustes oclusais necessários para uma terapia bem sucedida.

Indicações

1.   Classe esquelética II com deficiência mandibular.

Contra-indicações

1.   Padrão facial dolicofacial.

2.   Casos predispostos à reabsorção radicular.

3.   Mordidas abertas dentárias e esqueléticas.

4.   Crescimento vertical com ângulo do plano mandibular elevado e excesso de altura facial inferior.

<u>O APARELHO RITTO</u>

Introduzido pelo Dr. A Korrodi Ritto no ano de 1998. O aparelho Ritto é um aparelho funcional fixo que pode ser descrito como um aparelho telescópico miniaturizado. Foi desenvolvido com o objetivo de criar um aparelho versátil e eficiente com uma aplicação intra-oral simplificada. É um aparelho de uma só peça com ação telescópica. (Fig. 12) Apresenta-se num formato único, o que permite a sua utilização em ambos os lados. Esta conceção permite manter o stock a um nível mínimo.

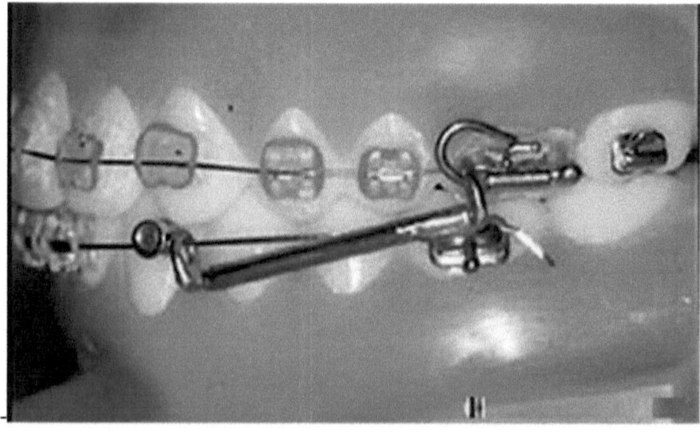

Fig. 12: Aparelho ritto

O desenho do aparelho Ritto permite uma inserção rápida e fácil. Ao contrário de outros aparelhos, foi concebido de forma a não se desengatar depois de atingir a extensão máxima. Os acessórios de fixação são constituídos por um pino esférico de aço (para fixar o aparelho na arcada superior) e por um travão deslizante controlado por fechadura (que também serve para ativar o aparelho na arcada inferior).

Indicações

1. A versatilidade do aparelho Ritto permite a sua utilização numa grande variedade de situações clínicas: em más oclusões de classe I, classe II div I e II, ou classe III, e também como medida complementar na recaptura do disco articular.

2. A sua principal aplicação é na Classe II com deficiência mandibular, na dentição mista ou permanente, quando é necessário o avanço mandibular como forma de estimular o crescimento e reduzir os defeitos esqueléticos.

3. Adicionalmente, nas más oclusões de Classe I e II, o aparelho pode ser utilizado como reforço de ancoragem em tratamentos que necessitem de extração durante a retração dos dentes anteriores, em tratamentos que não necessitem de extração quando se pretende fazer remodelação dentária interproximal, ou em alguns casos de assimetria mandibular.

4. Com o mesmo objetivo, pode ser utilizado em adultos que estejam a fazer tratamentos com técnicas linguais ou vestibulares.

5. Tem um papel importante nas más oclusões tratadas com extracções superiores e inferiores, permitindo um avanço dos molares inferiores evitando assim a retração dos dentes mandibulares anteriores.

6. Em certos casos de Classe III, é possível efetuar o avanço dos dentes anteriores superiores utilizando uma versão ligeiramente modificada deste aparelho.

Preparação de aparelhos

O aparelho Ritto não necessita de qualquer fase de laboratório, o que significa uma redução de tempo e de custos. Também não necessita de qualquer medição prévia devido à forma como é ativado. A preparação da arcada inferior é o único procedimento de pré-montagem sugerido pelo autor.

A arcada inferior deve permanecer sempre dobrada atrás dos molares, de modo a evitar a protrusão dos incisivos inferiores. É necessário dobrar primeiro atrás de um molar, assentar nos brackets, depois deslizar a arcada para o outro lado de modo a que a primeira dobra pós-molar seja leve contra a ranhura e, finalmente, dobrar do outro lado o mais próximo possível do tubo.

A inserção superior é conseguida colocando um fio de aço com extremidade esférica no tubo do arnês de 0,045" e dobrando-o gengivalmente e distalmente sobre o acessório.

Ativação

A ativação é conseguida deslizando o fecho ao longo da arcada inferior na direção distal e depois fixando-o contra o aparelho Ritto. Em média, é efectuada uma ativação de 2 a 5 mm, repetida três semanas mais tarde.

As chaves do sucesso nunca foram corretamente descritas, mas são essenciais para manter o paciente motivado e concentrado. Quando são corretamente seguidas, o risco de rutura é consideravelmente reduzido.

1ª chave - A escolha do doente é fundamental; no entanto, é sempre possível fazer um mau julgamento

2ª chave - Após a fase ortodôntica (com as arcadas coordenadas), o paciente deve utilizar durante dois meses um mini-estimulador de avanço mandibular que é simplesmente uma contenção termoformada, com 0,7 mm de espessura, que é colocada nos incisivos superiores. Possui um bloco de acrílico para mordida na zona palatina, que se encaixa nos incisivos inferiores. O bloco de acrílico é construído com a mandíbula avançada em Classe I.

É explicado ao paciente e aos pais exatamente o que deve ser feito durante este período, ou seja, quais os exercícios que devem ser feitos, a posição que deve ser memorizada e o raciocínio por detrás desta fase (para evitar uma pressão demasiado grande, a fratura e a inclinação vestibular dos incisivos inferiores quando o aparelho funcional fixo for colocado).

No primeiro mês, haverá alguma estimulação muscular e adaptação do paciente à nova posição. No segundo mês, o paciente deve realizar exercícios de deglutição com a mandíbula avançada e com os incisivos inferiores no bloco de mordida de acrílico. No final desta fase, é bastante comum que se note alguma capacidade de contacto labial sem contração muscular. Pode ser utilizado também na primeira fase da terapia com o aparelho Ritto.

3ª chave - A coordenação do arco deve ser feita de modo a que, quando a mandíbula é avançada, se obtenha o maior número possível de contactos posteriores. Estes contactos proporcionam estabilidade, conforto na mastigação e ajudam a conseguir uma adaptação mais rápida. É durante a fase ortodôntica inicial que se efectua o nivelamento necessário.

<u>AVANÇO MANDIBULAR FUNCIONAL</u>

O Functional Mandibular Advancer (FMA)[20] é um novo aparelho rígido e fixo para a correção sagital da relação intermaxilar da mandíbula em adolescentes e jovens adultos. Desenho do aparelho O FMA tem um mecanismo de propulsão que, à primeira vista, se assemelha ao do Mandibular Anterior Repositioning Appliance, mas difere tanto no seu modo de funcionamento como na sua ativação intra-oral. O FMA baseia-se no princípio do plano inclinado - um dos conceitos fundamentais da ortodontia funcional. Os planos inclinados mandibulares são colocados nos corredores vestibulares, onde não dificultam a deglutição ou a articulação. Os pinos-guia de protrusão de salto de mordida são colocados na parte superior do aparelho num ângulo de 60° em relação à horizontal, assegurando uma orientação mandibular ativa e para a frente mesmo durante o encerramento parcial da mandíbula. A reativação no plano sagital é feita simplesmente movendo os pinos-guia para uma manga de suporte com rosca mais para a frente. Esta ativação gradual permite que os pacientes, especialmente os adultos, se adaptem ao aparelho.

Ao contrário do mecanismo telescópico de Herbst, o FMA proporciona movimentos funcionais quase sem fricção. As desvantagens do aparelho de Herbst, incluindo a visibilidade anterior; a tendência das hastes para caírem dos tubos em caso de abertura excessiva da boca; o risco de as hastes dobradas aumentarem a fricção nos tubos; o impacto dos ramos ascendentes e a ulceração da mucosa oral causada pela extensão excessiva das hastes; e a irritação da mucosa bucal nas áreas bicúspides inferiores pelos parafusos mandibulares, foram tidas em consideração aquando da conceção do FMA.

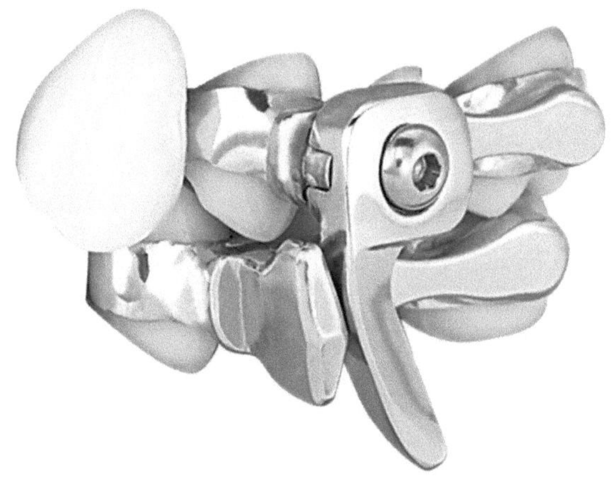

Fig. 13: Avanço mandibular funcional

Os aparelhos funcionais, como os Twin Blocks e as placas duplas,

funcionam de forma semelhante ao FMA, mas são amovíveis e, por isso, dependem

da colaboração do paciente. Os "componentes padronizados do FMA facilitam a

fabricação e a personalização no laboratório; dependendo do caso, por exemplo, ele

pode ser construído com talas ou coroas fundidas, bem como com bandas.

As FMA oferecem várias vantagens:

1. É suficientemente rígido para fazer avançar a mandíbula continuamente para

a posição terapêutica, mesmo em pacientes adultos.

2. A sua ação baseia-se no princípio do plano inclinado.

3. A sua conceção evita a fricção entre os componentes activos.

4. A sua colocação nos corredores bucais torna-o quase invisível.

5. Os seus pinos-guia de saliência são facilmente reactivados no interior das

mangas de suporte.

ADVANSYNC

Ao longo dos últimos 50 anos, foram criadas várias versões do desenho do aparelho Herbst. O aparelho Herbst, também chamado de aparelho Molar-to-Molar, foi modificado recentemente e agora é chamado de aparelho Advansync. Para tratar a má oclusão de classe II esquelética, Terry e Bill Dischinger criaram o Advansync em 2008, em colaboração com a Ormco TM. O aparelho foi criado para permitir o uso simultâneo de aparelhos ortodônticos fixos e para avançar a mandíbula para a oclusão de classe I em 6-9 meses. Comparado com o dispositivo MiniScope Herbst que tem sido utilizado, o aparelho tem quase metade do tamanho. Encaixa-se mais facilmente no fundo da boca devido ao seu tamanho mais pequeno. Com esse design, o problema das feridas na região dos pré-molares inferiores causadas pelos alojamentos dos parafusos foi resolvido. É mais provável que os pacientes aceitem o aparelho mais pequeno, uma vez que não é tão percetível na boca como os modelos anteriores da Herbst. Uma das vantagens do desenho mais pequeno foi o facto de todos os dentes à frente do aparelho poderem ser colocados com brackets. O AdvanSync apresenta um aumento reduzido do comprimento mandibular, mas um impacto mais forte do aparelho extrabucal.[21]

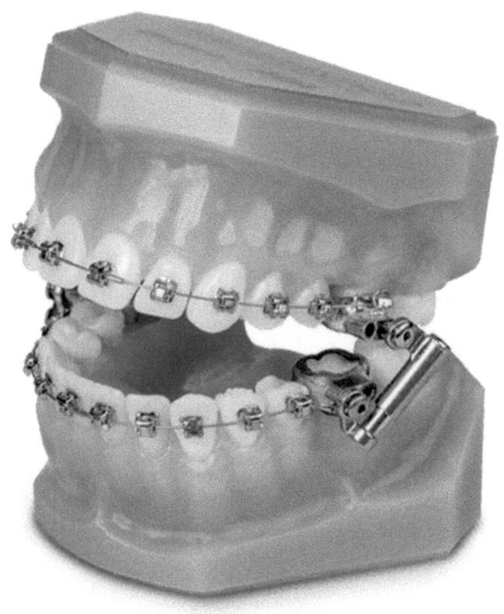

Fig 14: Aparelho Advansync

Mecanismo

O tratamento com aparelhos ortodônticos fixos pode ser efectuado simultaneamente devido ao design do AdvanSync. Nos braquetes dos incisivos inferiores é utilizado um sistema de braquetes edgewise totalmente colados com um torque radicular vestibular incorporado (0,0220 × 0,0280). A rotação mesiolingual dos molares é outro efeito negativo que é evitado pela colagem de braquetes anteriores inferiores. Coroas de aço inoxidável com um único tubo de fio de arco nos primeiros molares permanentes fazem parte deste equipamento útil. As coroas maxilares e mandibulares do aparelho AdvanSync, que não possui arcos de suporte linguais inferiores, são conectadas com hastes telescópicas. Para promover o crescimento mandibular, o mecanismo telescópico posiciona constantemente a mandíbula para a frente aquando do fecho. A ativação gradual faz parte do regime terapêutico, que é determinado pela gravidade do overjet. Durante seis a doze meses, os aparelhos são aumentados em dois a quatro milímetros de três em três meses, ou até se atingir uma sobrecorrecção dentária ligeira. O AdvanSync sobrecorrige a oclusão para uma mordida cruzada anterior e uma relação de caninos de Classe III com o canino maxilar numa relação de ponta a ponta com o primeiro pré-molar inferior ou, em situações mais graves, uma relação de dentes inteiros. Para evitar alguma recidiva da deslocação anterior da mandíbula, é preferível a sobrecorrecção. A regra geral é terminar numa posição de Classe I, contrariando a propensão para a recidiva. Para obter o máximo de vantagens, este aparelho é usado durante o surto de desenvolvimento esquelético, determinado pelo método de maturação vertebral cervical avançada.[21]

Vantagens

A) Tratamento de classe II em tempo de classe I.

1. Colocada em simultâneo com a colagem inicial, eliminando a necessidade de tratamento em duas fases.

2. Proporciona uma ativação constante e não necessita da colaboração do doente.

3. O aparelho pode ser administrado durante a fase de dentição mista.

B) Concebida para uma correção eficaz.

1. A rosca Spiralock reforçada maximiza o engate do parafuso

2. A moldagem avançada por injeção de metal proporciona um aparelho altamente durável e robusto.

3. A caixa de parafusos dupla superior e inferior permite uma maior versatilidade durante o tratamento.

4. O processo de fabrico electropolido proporciona um funcionamento mais suave.

C) Prático e fácil de utilizar·

1. Fácil de entregar para médicos e funcionários.

2. Permite a liberdade de movimentos mesiais às coroas dos molares.

3. Tem ativação incorporada.

D) Melhoria do conforto e da satisfação do doente·

1. Tem braços 50% mais curtos, o que reduz o desconforto e a irritação dos tecidos.

2. Assenta mais atrás na boca do que outros aparelhos Herbst, para uma aparência mais discreta.

3. Facilita um melhor movimento lateral do maxilar.

4. A fala não é afetada - ao contrário dos aparelhos removíveis.

5. As melhorias de conceção facilitam uma maior higiene.

<u>**APARELHO FUNCIONAL FIXO E FLEXÍVEL**</u>

<u>**APARELHO DE JUMPER JASPER**</u>

O aparelho Herbst é um aparelho funcional fixo e rígido. É rígido porque um conjunto de manga de êmbolo rígido actua como uma articulação entre a maxila e a mandíbula. A desvantagem deste aparelho é a sua rigidez que restringe o movimento mandibular, especialmente os movimentos laterais da mandíbula.

Para ultrapassar estes problemas, James Jasper, no ano de 1987, desenvolveu um novo dispositivo de empurrar que é flexível. Este foi o primeiro aparelho funcional fixo flexível a aparecer. Este aparelho produz forças sagitais e intrusivas, tal como o aparelho de Herbst, mas permite ao paciente uma maior liberdade de movimentos mandibulares. [1]

O aparelho é flexível e pode ser fixado entre as arcadas maxilar e mandibular para produzir mudanças rápidas entre as arcadas através da aplicação de "forças do tipo arnês", "forças do tipo ativador" ou uma combinação de ambas. Uma das vantagens importantes é o elemento de controlo direcional que o Jasper Jumper oferece.

l

Partes do aparelho

Este sistema modular fixo é acoplado aos aparelhos fixos normalmente utilizados, incluindo os aparelhos edgewise e Begg. O sistema é composto por duas partes: o módulo de força e as unidades de ancoragem. A indicação para a utilização do jumper continua a ser a mesma que para o aparelho Herbst.

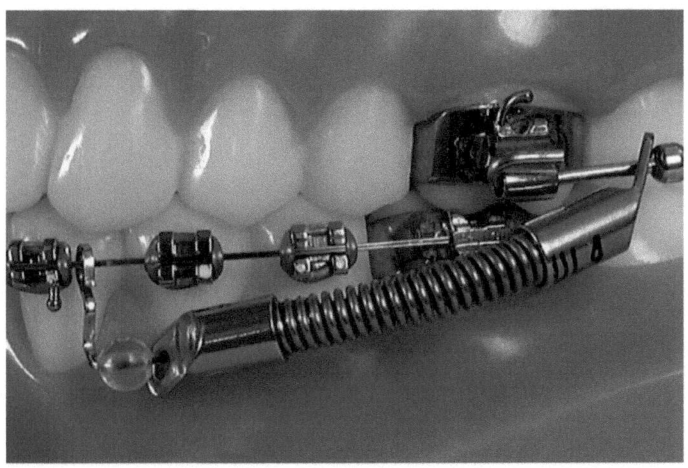

Fig. 15: jumper de jaspe

Indicações

Indicações clínicas para a utilização do jumper, tal como sugerido por cope et al.

avaliação de 31 pacientes tratados com o aparelho Jasper Jumper.

1. Má oclusão de classe II dentária

2. Classe II esquelética com excesso maxilar em oposição à deficiência mandibular.

3. Mordida profunda com incisivos mandibulares retroinclinados.

Outras aplicações potenciais sugeridas por James Jasper:

✓ Má oclusão de classe III com deficiência maxilar esquelética

✓ Correção da mordida cruzada anterior numa má oclusão de pseudo-classe

III.

✓ Estabilização pós-cirúrgica da má oclusão de Classe II ou Classe III.

✓ Condicionamento muscular pré-cirúrgico de pacientes com má oclusão de Classe II.

Módulo de força:

O módulo de força, análogo às partes do tubo e do êmbolo do aparelho Herbst, é flexível. O módulo de força é constituído por uma bobina ou mola de aço inoxidável, fixada em ambas as extremidades a tampas de aço inoxidável, nas quais foram efectuados orifícios nos flanges para acomodar a unidade de fixação. Este módulo é envolvido por um revestimento de poliuretano para higiene e conforto. Estão disponíveis em diferentes comprimentos, de 26 mm a 38 mm, com incrementos de 2 mm.

Quando o módulo de força está reto, permanece passivo. À medida que os dentes entram em oclusão, a mola do módulo de força é curvada axialmente à medida que os músculos da mastigação elevam a mandíbula, produzindo uma gama de forças de 1 a 16 onças. Esta energia cinética é então recapturada quando o módulo de força é curvado e a força é convertida em energia potencial para ser utilizada numa variedade de efeitos clínicos.

Se for corretamente instalado para produzir o avanço mandibular, o mecanismo da mola será curvado ou ativado 4 mm em relação ao seu comprimento de repouso, armazenando assim 8 onças (250 gms) de energia potencial para a aplicação de força. Se for pretendida menos força, o jumper não é totalmente ativado.

Unidades de ancoragem:

Estão disponíveis vários métodos para fixar os módulos de força nas dentições permanentes e mistas.

Ligação ao fio do arco principal:

O método mais comum de fixação do módulo de força às arcadas dentárias em pacientes na dentição permanente é através do uso de aparelhos fixos previamente colocados . Quando o mecanismo jumper é utilizado para corrigir uma má oclusão de Classe II, o módulo de força é fixado posteriormente à arcada maxilar por um pino esférico que é colocado através da fixação distal do módulo de força e depois se estende anteriormente através do tubo do arco facial na banda do primeiro molar superior.

Anteriormente, o módulo é ancorado ao fio da arcada inferior. As dobras de baioneta são colocadas distalmente aos caninos mandibulares e pequenas pérolas de lexon são deslizadas sobre o fio da arcada para proporcionar uma paragem anterior. O fio do arco mandibular é enfiado através do orifício na tampa da extremidade anterior e depois ligado no sítio. A remoção dos brackets no segundo pré-molar, para além dos primeiros pré-molares, permite ao paciente uma maior liberdade de movimentos

Contra-indicações:

1. Casos predispostos à reabsorção radicular.
2. Mordidas abertas dentárias e esqueléticas.
3. Padrão de crescimento vertical com um ângulo do plano mandibular elevado e excesso de altura facial inferior.

Fixação aos fios auxiliares do arco:

Uma alternativa envolve a utilização de "gatilhos de saída". Este fio seccional auxiliar de 0,016" x 0,022" para uma ranhura de 0,018" ou 0,018" x

0,025" para a ranhura de 0,022" permite ao clínico deixar os brackets dos pré-molares no lugar, ligando o módulo de força ao fio seccional do arco que está ancorado anteriormente entre o canino e o primeiro pré-molar.

Como a liberdade de deslizamento dos módulos é maior, há uma maior amplitude de movimento da mandíbula. As reparações e a colocação são fáceis com esta modificação do gatilho externo. O fio seccional é fixado posteriormente através de um tubo molar auxiliar. A parte posterior do jumper é fixada ao tubo do arnês como descrito anteriormente.

Um TPA pode ser utilizado nos casos em que um movimento maxilar distal deve ser minimizado e as adaptações mandibulares devem ser maximizadas. Um TPA não é incorporado se o movimento dentoalveolar maxilar for desejado. A utilização de uma arcada lingual inferior fixa é fortemente encorajada na maioria dos casos, exceto quando se pretende uma proclamação significativa dos incisivos.

Preparação das arcadas: Os jumpers não são colocados até que o alinhamento inicial e o nivelamento da dentição tenham sido concluídos e os arcos de tamanho normal ou quase normal tenham sido colocados em ambas as arcadas. Após os arcos terem ficado passivos, o arco mandibular é desengatado e os brackets do 1° e 2° pré-molares são removidos bilateralmente. A não ser que sejam usados estabilizadores, as dobras de baioneta são colocadas no arco distal ao braquete do canino inferior e as pérolas de lexan de 3mm são colocadas sobre as extremidades do arco e movidas para frente contra as dobras de baioneta bilateralmente.

Seleção e instalação dos módulos: Para determinar o comprimento correto do módulo, mede-se a distância entre a mesial do tubo do molar superior e o cordão de lexan. Se adicionar 12 mm a este comprimento, obterá o comprimento adequado para o módulo. 12mm porque, 4mm o tubo, 4mm de folga e 4mm de ativação incorporada. Alguns pacientes podem necessitar de jumpers de comprimento diferente no lado esquerdo ou direito. O fio do arco mandibular é enfiado através dos módulos e ligado no sítio com as extremidades do fio do arco apertadas para trás. Assim, a força gerada pelo módulo é distribuída por toda a dentição mandibular. O pino esférico é apertado mesialmente. Em pacientes com ângulos altos do plano mandibular, o pino é apertado para atingir aproximadamente 2 mm de deflexão do módulo (150 gm/lado). Em doentes com ângulos normais ou baixos do plano mandibular, o pino esférico é apertado para atingir 4 mm de deflexão (300 gm/lado).

Reativação do sistema modular:

O sistema modular pode ser reativado mais facilmente encurtando a fixação aos primeiros molares superiores. O pino é simplesmente puxado 1 a 2 mm anteriormente em ambos os lados para reativar o módulo.

A ativação do módulo também pode ser feita através de ajustes feitos na arcada inferior, podem ser utilizados batentes frisáveis colocados mesialmente à esfera de lexan para produzir uma ativação precisa e concluída dos módulos. A ativação desta forma é mais precisa e mais fácil de executar.

Forças exercidas pelos Jasper Jumpers:

As forças sagitais e intrusivas são produzidas pelos módulos. As forças intrusivas sobre os molares tendem a provocar a expansão dos molares. Além disso, os módulos curvam-se para a vestibular, produzindo um efeito de proteção vestibular modesto.

Efeitos do tratamento

Adaptações maxilares:

Efeitos do aparelho extrabucal - Um dos efeitos do tratamento produzidos mais facilmente pelos "jumpers" é a distalização do segmento posterior superior, se não for ancorado com TPA ou se não for cingido para trás. O efeito do aparelho extrabucal pode ser produzido não só em pacientes em crescimento, mas também em alguns pacientes adultos nos quais se deseja a distalização dos molares superiores. Isso é feito usando os dentes mandibulares como ancoragem.

Retração de dentes anteriores: Os caninos podem ser retraídos tanto em pacientes com extração como em pacientes sem extração, com a dentição maxilar posterior suportada pelos módulos.

Assimetrias dentárias: Podem ser corrigidas utilizando os módulos com força assimétrica. Podem também ser desenvolvidos efeitos ortopédicos assimétricos.

Adaptações mandibulares:

Em pacientes em crescimento, as alterações na posição mandibular e, presumivelmente, as alterações no comprimento mandibular são alcançadas após a aplicação do módulo de força de uma forma semelhante à do aparelho de Herbst, devido às semelhanças nos seus mecanismos de ação.

Utilização do Jasper Jumper em más oclusões de Classe III:

Os módulos de força também podem ser utilizados em más oclusões de classe III, caracterizadas por retrusão esquelética da maxila. Quando se utiliza o aparelho em tais pacientes, a ancoragem é invertida com o primeiro molar permanente inferior e o primeiro pré-molar superior servindo como pontos de fixação. A bola de lexan é colocada atrás da curva de baioneta no fio da arcada superior. O único requisito extra é um tubo de arnês no suporte do molar inferior.

Vantagens do Jasper Jumper:

1.   A quantidade de força aplicada pelos módulos é mais facilmente controlada e podem ser efectuados ajustes precisos na força aplicada.

2.   Muito confortável para o paciente devido à flexibilidade do módulo.

3.   Maior liberdade para os movimentos laterais da mandíbula.

4.   Os procedimentos de higiene oral são mais fáceis-

5.   Os módulos curvam-se para fora quando os dentes estão em oclusão. Isto diminui a

6.   probabilidades de quebra.

7.   Pode ser adicionado aos aparelhos existentes praticamente em qualquer altura após a preparação da arcada

Desvantagem;

1.   Movimento dentário indesejado

2.   Apesar de ser inferior ao aparelho Herbst, também existem problemas significativos de rutura com o Jasper Jumper.

3.   Nos casos de classe II, a descolagem dos suportes de caning é frequentemente observada se os jumpers forem

   encaixado diretamente no fio.

Assim, embora o Jasper Jumper corrija as más oclusões de Classe II, não se trata de um novo padrão de Classe II

OS ROLOS DE TORÇÃO AMORICOS

Introduzido pelo Dr. Amoric M. em 1994[5.] Este aparelho é composto por duas molas, uma

uma das quais desliza dentro da outra. São molas intermaxilares sem cobertura e possuem um sistema de aplicação simplificado de anéis nas extremidades. Estes anéis são fixados às arcadas superior e inferior com ligaduras duplas. São comercializadas num único tamanho e são bilaterais. Não é, portanto, necessário um grande stock de material. A força exercida pelo aparelho é variável de acordo com os pontos de fixação na arcada.

CAMISOLA TUBULAR SCANDEE

(Saga Dental AS, 2201 Kongsvinger, Noruega).

Trata-se de uma mola de torção intermaxilar revestida, vendida num kit, que inclui a mola, a cobertura, os conectores, os pinos esféricos e a cola (Figs. 1 e 2). Não há distinção entre esquerda e direita.[5]

A cobertura pode ser de cores diferentes, tornando-a mais atractiva para os pacientes. O ortodontista constrói o aparelho, cortando a mola no comprimento desejado. Quando ocorre uma fratura, apenas é necessário substituir os componentes individuais. Tem o inconveniente de ser grosso após a aplicação da cobertura.

O CORRECTOR DE MORDIDA AJUSTÁVEL

O Adjustable Bite Corretor (ABC) introduzido por West (1995), funciona de forma semelhante ao Herbst e Jasper Jumper, mas incorpora várias características úteis que não se encontram nos outros.

Universal direito e esquerdo

A mola de bobina fechada extensível e a tampa da extremidade roscada interna do ABC permitem que as peças rodem livremente como uma porca num parafuso. A força axial ou de "empurrão" é gerada por um comprimento de fio de níquel-titânio no lúmen central da mola. O ABC pode ser utilizado em ambos os lados da boca com uma simples rotação de 180° da tampa da extremidade inferior para mudar a sua orientação.

Se o ABC for aberto, pelo menos, meia volta antes da colocação, o dispositivo irá sempre rodar para longe da oclusão durante a função. Se não se lembrar deste ponto, o doente pode ter dificuldade em fechar a boca sem morder a mola.

Comprimento e força ajustáveis

Um calibre de medição ABC especial simplifica a seleção do tamanho. Depois de o paciente se ter posicionado para a frente num perfil melhorado com sobremordida e sobre-impressão ideais, a ponta do medidor é colocada na abertura mesial do tubo do aparelho extrabucal. O tamanho é então lido num ponto cerca de 3 mm abaixo do contacto entre o canino inferior e o primeiro pré-molar. A utilização do tamanho correto do aparelho assegura uma aplicação óptima da força.

Se a medição estiver entre tamanhos, retire uma tampa da extremidade e troque o fio de níquel-titânio por um dos comprimentos adequados, cortado a partir do fio extra fornecido no kit. Volte a colocar a tampa da extremidade e adicione o comprimento desaparafusando cada extremidade para igualar a quantidade de mola nas tampas das extremidades.

O ABC pode ser alongado até 4 mm, ou seja, duas voltas e meia em cada extremidade. Se for ultrapassado este limite, a mola pode sair da tampa da extremidade quando o doente abre a boca e puxa a mola. A caraterística ajustável pode ser utilizada para o tratamento de problemas assimétricos ou deslocamentos da linha média, para alterar a ancoragem à medida que o tratamento progride, ou sempre que o médico pretenda variar a força de um lado para o outro.

Mola extensível

A mola de bobina fechada, fabricada em aço inoxidável de 0,018", pode ser esticada até cerca de 25% para além do seu comprimento original sem deformação permanente. Isto permite uma maior amplitude de abertura sem risco de partir o aparelho ou de alterar acidentalmente o seu comprimento.

Peças de fixação

Os clipes molares especiais permitem a fácil remoção e substituição da peça final no tubo do arnês molar superior, para uma rápida reparação ou ajuste durante o tratamento.

Outras peças de fixação do fio são o pino com ilhós, que alguns ortodontistas podem preferir ao clipe molar, e um fio "starter jig", com um ilhós numa extremidade suficientemente grande para fixar o jig ao gancho molar.

Preparação **ortodôntica**

Um arco retangular de tamanho normal, com 10-15° de torque lingual da coroa, colocado na região dos incisivos inferiores, irá normalmente ultrapassar a tendência dos incisivos para se alargarem labialmente. O arco segmentar deve ser amarrado para trás ou dobrado distalmente para resistir à deslocação para a frente. Um arco transpalatino, seja fixo (soldado) ou removível (em bainhas linguais), pode ajudar a prevenir a expansão através dos primeiros molares superiores. A adição de torque radicular vestibular à arcada transpalatina removível também contraria qualquer intrusão das cúspides vestibulares. A inclinação lingual dos incisivos superiores pode ser superada pela adição de torque radicular lingual na região incisiva do arco, ou pelo uso de um fio de arco superior de tamanho normal num braquete pré-torqueado com o arco amarrado para trás.

Tratamento da dentição mista

Os pacientes mais jovens com mordida aberta de Classe II e constrição maxilar são frequentemente tratados em duas fases, utilizando o redireccionamento do crescimento esquelético para tornar a terapia mais eficaz.

O Corretor de Mordida Ajustável pode ser fixado a um expansor palatino colado, com tubos de arnês embutidos no acrílico ou como acessórios bucais normais nas bandas dos molares superiores.

Tratamento da dentição permanente

Nesta faixa etária, o ABC actua como um aparelho extrabucal e como um substituto do bionator, inibindo o crescimento para a frente da maxila e encorajando o máximo efeito funcional e o crescimento para a frente da mandíbula. Tal como na dentição mista, a preparação ortodôntica é a chave para alcançar os resultados esqueléticos desejados.

O método mais simples de fixar o ABC ao molar inferior é através de um gabarito para um para-choques labial ou tubo de fio auxiliar no braquete molar. Um tieback ou laço de amarração no gabarito assegurará que as forças não se concentrem nos dentes anteriores inferiores se a dobra distal do arco se romper.

Ancoragem selectiva

O ABC proporciona um excelente controlo de ancoragem quando colocado e ativado corretamente após o nivelamento e alinhamento, o encerramento do espaço pode ser realizado enquanto a oclusão está a ser detalhada. A força de "empurrão" de Classe II do ABC cria uma ancoragem máxima a tempo inteiro nos molares superiores, ao mesmo tempo que traz os dentes posteriores inferiores para a frente devido à tração no encaixe do gabarito.

Ancoragem atrasada

O tratamento de adultos muitas vezes se torna uma tentativa de camuflar um problema esquelético subjacente, melhorando o alinhamento dos dentes e reduzindo o overjet. Se o paciente não quiser usar aparelho extrabucal, o ortodontista pode usar ABCs para ancoragem, especialmente quando a extração dos pré-molares superiores é adiada até que os ABCs sejam colocados e os dentes anteriores superiores (incluindo as cúspides) estejam prontos para a retração. O fechamento do espaço pode ser rápido e não precisa ser retardado pela perda de ancoragem.

Vantagens

1. Lados direito e esquerdo universais

2. Comprimento ajustável

3. Molas extensíveis

4. Ajuste fácil das peças de fixação.

A SUPER MOLA DE KLAPPER

Desenvolvido pelo Dr. Lewis Klapper em 1999. O Dr. Lewis Klapper concebeu a mola SUPER original, que utilizava como base de fixação o tubo do aparelho extrabucal existente no molar superior. A mola SUPER II é um melhoramento do desenho original[22]

O SUPER spring II é um elemento de mola flexível que se fixa entre o molar superior e o canino inferior. Foi concebida para assentar no vestíbulo, tornando-a impermeável a danos oclusais e permitindo uma boa higiene. Apenas são necessários pequenos ajustes para o conforto do paciente, sem qualquer impacto nos tecidos moles.

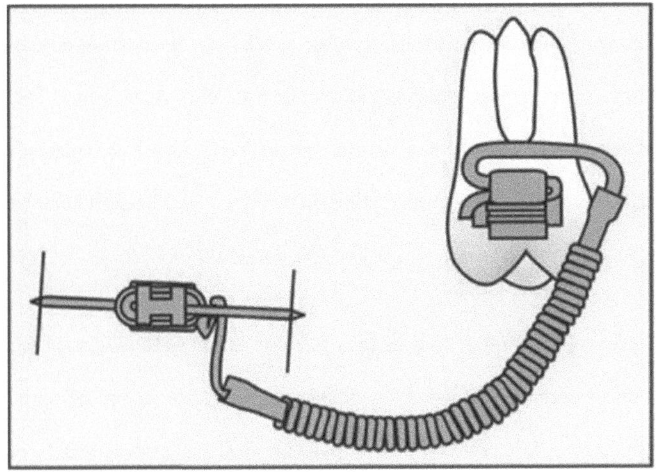

Fig. 16. Aparelho *SUPER* Mola **II**.

O laço helicoidal aberto da mola é torcido como um gancho em J no fio mandibular. Na extremidade maxilar, um tubo oval especial serve de fixação ao primeiro molar superior; a mola pode ser fixada ao tubo com uma ligadura de aço inoxidável, tal como uma barra palatina ou um arco lingual seriam retidos numa bainha. Este tubo oval representa uma melhoria em relação à mola SUPER original, que utilizava um tubo de arnês normal. O novo tubo simplifica os ajustes, estabilizando a fixação da maxila e, portanto, a posição da mola no vestíbulo.

Nos movimentos de abertura e fecho, o acessório helicoidal inferior articula-se com o fio mandibular num arco de cerca de 90°. A ação de articulação e a flexibilidade da mola permitem uma abertura mandibular razoavelmente completa, o que torna o meu aparelho adequado para utilização em adultos e crianças.

Uma vez que o comprimento da mola pode ser aumentado ou diminuído simplesmente dobrando o fio de fixação, apenas são necessários tamanhos pré-fabricados (com versões esquerda e direita de cada um). A mola mais comprida é recomendada para casos de não extração que tenham relações de molares "end-on" ou melhores. A mola mais curta é utilizada para casos de Classe II completa ou de extração.

A mola SUPER II fornece uma força de distalização moderada e contínua com uma mecânica intrusiva simultânea numa vasta gama de movimentos mandibulares. A força ântero-posterior pode ser ajustada de cerca de 0-5 oz (com os dentes em oclusão), estendendo o fio de fixação anterior ou alterando o ângulo do fio de fixação posterior. Uma configuração horizontal do fio de fixação no tubo do molar superior produzirá uma força mais horizontal contra as coroas do molar superior e uma menor intrusão dos dentes anteriores da mandíbula. Inversamente, um ajuste mais vertical do fio criará mais distalização da raiz do molar maxilar e mais intrusão anterior mandibular.

Outros dispositivos auxiliares de Classe II tendem a causar intrusão do segmento anterior mandibular, seja ela desejável ou não. Uma vez que estão ligados aos molares superiores através de uma articulação esférica, dobradiça ou articulação, os seus vectores de força não podem ser ajustados

Aplicações clínicas:

1. o Super spring II pode ser utilizado em toda a gama de casos de Classe II, desde padrões faciais verticais com sobremordidas pouco profundas até padrões braquifaciais com sobremordidas profundas.

2. Pode ser utilizado com aparelhos de suporte completo e é um auxiliar ideal para uma variedade de sistemas mecânicos.

3. O par de forças único e unitário aplicado pela mola contra o molar superior permite várias aplicações diferentes. Na dentição mista tardia, enquanto a arcada mandibular está totalmente colada para ancoragem, os molares superiores podem ser distalizados sem colagem dos dentes adjacentes. Outros auxiliares de Classe II tendem a distalizar apenas a coroa do molar superior, deixando a raiz numa posição mesial que tem de ser corrigida mais tarde no tratamento. O Super spring II move tanto a coroa como a raiz com uma força moderada e contínua e os dentes adjacentes seguem o molar distalmente.

4. O Super spring II provou ser excelente para os pacientes com DTM que necessitam de tratamento ortodôntico após a terapia com splint.

Vantagens da Super primavera II:

1) A fixação única do molar permite controlar a direção da força exercida no molar e no segmento anterior. Este controlo sobre a direção dos vectores de força é exclusivo da Super spring.

2) A fixação do molar serve também para estabilizar a mola contra qualquer movimento lateral indesejável.

3) Não é necessário um inventário elaborado

4) Os ajustes são rápidos e fáceis.

5) Os brackets dos pré-molares não precisam de ser removidos.

6) Não são necessários procedimentos laboratoriais intensivos.

O REPARADOR DE MORDIDAS

Esta é uma nova bobina de mola intermaxilar. A mola é fixada e cravada no encaixe da extremidade para evitar a quebra entre a mola e o encaixe da extremidade. O tubo de poliuretano está dentro da mola para evitar que se torne numa armadilha para alimentos.

O Bite Fixer é fornecido num kit com vários tamanhos, tanto para a esquerda como para a direita. Até à data, não foram efectuados estudos a longo prazo sobre este aparelho na literatura atual.

O PULÔVER DE CHURROS

O Churro Jumper[23] fornece aos ortodontistas um sistema de força alternativo eficaz e barato para a correção antero-posterior das más oclusões de Classe II e Classe III. O Dr. Castanon aceitou o desafio de melhorar o MPA introduzido por Coelho. O aparelho resultante é facilmente fabricado com materiais comumente encontrados em consultórios ortodônticos e não requer nenhuma construção em laboratório. O nome foi tirado de uma torção de canela mexicana.

Embora o Churro Jumper tenha sido concebido como uma melhoria do MPA, ele funciona mais como o Jasper Jumper. No modo Classe II, cada saltador é fixado aos molares superiores por um pino que passa primeiro por um círculo na extremidade distal do saltador e depois pela extremidade distal do tubo do arnês. A fixação é efectuada dobrando o "pino" para baixo na extremidade mesial do tubo.

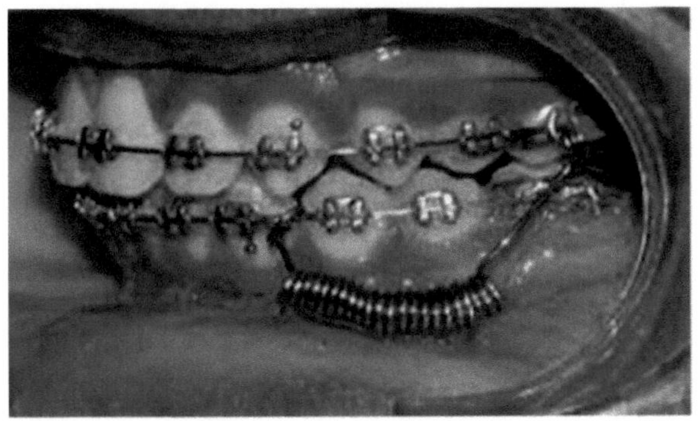

Fig. 17: Saltitão de churros

A extremidade mesial do Churro Jumper é um círculo aberto que é colocado sobre o arco mandibular, contra o braquete do canino, e apertado com um alicate Howe. Na sua forma passiva, o Churro Jumper não é flexionado. No entanto, quando o pino é puxado para a frente o suficiente para fazer com que o Churro Jumper se incline para fora em direção à bochecha, o aparelho começa a exercer uma força distal e intrusiva contra o molar superior e uma força para a frente e intrusiva contra os incisivos inferiores, à medida que tenta endireitar.

Quando utilizado como corretor de Classe II, o Churro exerce uma força posterior na arcada maxilar e uma força anterior na arcada mandibular, tal como o Jasper Jumper.

Construção do Saltitão de Churros

O Saltitão de churros pode ser fabricado de várias maneiras, desde que se formem num arame uma série de 15 a 20 círculos simétricos e bem colocados. O tamanho do fio pode ser de .028" a .032". O fio de .030" revelou-se o mais adaptável e útil de todos os tamanhos experimentados.

A bobina pode ser formada à mão livre com um alicate de bico de pássaro, mas esta é uma tarefa lenta e trabalhosa que resulta frequentemente em círculos assimétricos. Pode fazer-se uma torre com um cabo de madeira, um prego com cabeça e um prego sem cabeça que se aproxime da espessura de um fio de 0,040" ou 0,045" e que sirva de eixo à volta do qual se podem formar os círculos (Fig. A).

Outra forma eficaz de fazer espirais simétricas é segurar o fuso de .040" ou .045" num torno de mesa e enrolar o fio à sua volta (Fig. B). Quando o fio de Churro tiver 15-20 círculos e as extremidades estiverem do mesmo lado e no mesmo plano, o aparelho é retirado da haste metálica e podem ser formados novos fios até se dispor de uma coleção para completar.

Uma pequena seringa de plástico descartável é preenchida com um material de impressão de polivinil misto que é injetado no lúmen do jumper. Isto enche o aparelho com material que não restringe a sua flexibilidade, mas evita que as bobinas se abram e prendam a língua e as bochechas durante o seu funcionamento.

O saltador de churros como força de classe II

Como o Churro Jumper requer ancoragem recíproca, um arco mandibular apropriado é crítico para o seu sucesso em casos de Classe II. Geralmente, o maior arco possível é o melhor a ser usado.

É importante que as extremidades do arco mandibular sejam recozidas e viradas para baixo distal aos molares terminais para atuar como amarras que limitarão o alargamento dos incisivos mandibulares. O tamanho e o tipo de fio maxilar não são críticos; podem ser seleccionados apenas tendo em conta as necessidades maxilares específicas do caso. Este fio pode ser amarrado para trás ou não, dependendo se é desejado um movimento em massa ou um deslocamento selecionado dos molares. Como o Churro precisa de espaço para deslizar sobre o fio mandibular, pelo menos os braquetes do primeiro pré-molar devem ser omitidos. É geralmente vantajoso colocar um offset vestibular no fio apenas distal ao braquete do canino para que o saltador também tenha espaço vestibular, o que permite um deslizamento irrestrito ao longo do fio.

O comprimento do saltador é determinado pela distância entre a distal do suporte do canino mandibular e a mesial do tubo do arnês na banda do molar superior, mais 10-12 mm. Esta medida é transferida para o Churro Jumper, com a bobina mais próxima do suporte do canino do que do tubo do arnês. Em seguida, forma-se um círculo em cada marca de terminação do fio Churro, de modo a que as bobinas do Saltitão fiquem encostadas à bochecha e os círculos terminais fiquem virados para os dentes. O círculo maxilar é completamente fechado, mas o círculo mandibular é apenas parcialmente fechado para permitir a sua colocação sobre o fio mandibular e subsequente fecho.

Utiliza-se uma cavilha feita de arame recozido de .036" para fixar o círculo maxilar através da distal do tubo do arnês. O pino maxilar é puxado mesialmente através do tubo do arnês até que o saltador tenha uma ligeira curvatura vestibular, sendo depois virado para baixo.

Inicialmente, o pino não é apertado firmemente contra o tubo, o que melhora o conforto do paciente e permite espaço para ajustes posteriores. Nas consultas seguintes, à medida que os dentes se movem e se ajustam às forças do Churro Jumper, o pino do arnês é puxado para a frente para o reativar.

O círculo mandibular é colocado sobre o fio mandibular contra o braquete canino. A força do Churro é tão leve que os braquetes caninos raramente são quebrados. O Churro Jumper geralmente não requer mais do que quatro a seis meses para corrigir uma má oclusão de Classe II, mas para o seguro, deve ser deixado no lugar até que os bicúspides apresentem uma oclusão firme de Classe I. Vários autores defendem que uma oclusão firme de dentes com cúspides acentuadas é o servomecanismo responsável pela estabilidade oclusal.

Ao contrário de alguns aparelhos de Classe II, o Churro Jumper pode ser utilizado unilateralmente, o que o torna ideal para corrigir uma má oclusão de subdivisão de Classe II. É mais confortável e mais fácil para o paciente adaptar-se a uma força aplicada unilateralmente do que a uma força aplicada bilateralmente. O Churro unilateral permite uma maior abertura da boca e uma maior amplitude de movimento mandibular do que um aparelho bilateral.

O Churro Jumper bilateral de Classe II é mais adequado para pacientes que necessitam de avanço dos incisivos inferiores, uma vez que o aparelho depende de uma força mandibular dirigida mesialmente que normalmente desloca os incisivos inferiores mais anteriormente. Portanto, o Churro Jumper é uma má escolha para tratar uma má oclusão de Classe II bimaxilar onde os incisivos mandibulares já estão muito para frente na face, mas é uma boa escolha para tratar uma má oclusão de Classe II com incisivos mandibulares que estão muito linguais

A ancoragem é melhorada pelo Churro Jumper através dos seus vectores de força primários, que empurram contra a mesial do molar superior e a distal do canino mandibular. Estas forças impedem que o molar superior avance para o espaço de extração, limitando simultaneamente o movimento distal do canino mandibular. Utilizando arcadas seccionais, o molar inferior pode ser movido mesialmente para corrigir a má oclusão molar, enquanto o canino superior é movido distalmente para efetuar uma relação de canino de Classe I.

O saltador de churros como força de classe III

O Churro Jumper, ao contrário de muitos outros aparelhos de Classe II, pode ser adaptado para fornecer uma força bem desenhada para a correção das más oclusões de Classe III. Na *versão de* Classe III, os círculos terminais são colocados contra a mesial do tubo do molar inferior e a distal do braquete do canino superior. Normalmente, a distância entre o canino superior e os braquetes do primeiro pré-molar é suficiente para permitir que o saltador abra adequadamente e deslize facilmente. No entanto, se houver alguma restrição, o bracket do pré-molar pode ser removido. O Churro Jumper pode melhorar a eficácia da terapia ortodôntica em pacientes de Classe III que se recusam a usar elásticos de Classe III.

Desvantagens do Churro Jumper.

O Churro Jumper tem vários inconvenientes que, por vezes, limitam a sua utilidade:

1. A restrição da abertura da boca a 30-40 mm é intolerável para alguns doentes.

2. A quebra do arco é comum se não forem utilizados fios maiores.

3. Pacientes com baixa tolerância ao desconforto muitas vezes quebram o aparelho (assim como o espírito do ortodontista).

4. Os doentes que mexem incessantemente a boca com a mastigação, a fala e os tiques nervosos não se darão bem com ele.

5. A sua eficácia máxima depende de uma dentição permanente para manter o seu efeito.

6. Atualmente, deve ser fabricado no escritório.

Vantagens do Churro Jumper.

1. É uma força constante e infatigável que não pode ser retirada do boca. Pode ser utilizado unilateralmente ou bilateralmente

2.   Pode ser utilizado para corrigir más oclusões de Classe II ou Classe III.

3.   Ajuda a manter a ancoragem, uma vez que evita que os molares superiores e os incisivos mandibulares não se deslocam para os locais de extração.

4.   O custo de construção dos materiais e da mão de obra é menor.

5.   Pode ser fabricado à medida das necessidades, a partir de materiais já existentes na maioria dos consultórios de ortodontia, e não requer um inventário dispendioso.

6.   O seu tamanho é universal e pode ser adaptado a qualquer má oclusão.

7.   Quando se parte, é fácil e económico removê-la e substituí-la.

8.   Os membros do pessoal podem aprender rapidamente a substituir um aparelho.

9.   Enquanto a maioria das terapias requer um investimento de centenas ou mesmo milhares de dólares, o Churro pode ser fabricado com um mínimo de tempo, esforço, experiência e despesas. Nenhum aparelho é universalmente aplicável, mas se os clínicos estiverem dispostos a passar por uma curva de aprendizagem, o Churro Jumper pode fornecer-lhes um aparelho potente e versátil para corrigir uma variedade de más oclusões.

APARELHO FUNCIONAL FIXO HÍBRIDO

A PRIMAVERA DE SAIF

O primeiro sistema de força intermaxilar clinicamente útil foi o desenvolvido por Armstrong. No final dos anos 60 e início dos anos 70, ele introduziu o Pace Spring, mais tarde denominado *Multicoil Spring e*, finalmente, *Sail Springs* (Severable Adjustable Intermaxillary Force). Estas foram inicialmente comercializadas pela Northwest Orthodontics, mais tarde pela Unitek, e atualmente pela Pacific Coast Manufacturing. Consistem em duas molas, uma dentro da outra, com laços soldados em cada extremidade. Vários acessórios podem ser colocados através destes laços para fixar as molas para fornecer força de Classe II ou Classe III. Estão disponíveis em comprimentos de 7 mm e 10 mm, têm um diâmetro exterior de 3 mm e fornecem 200 a 400 gramas de força. [24]

A quebra é um problema constante com estas molas de extensão. Em alguns pacientes, estas molas podem durar 3 semanas, enquanto noutros apenas se pode esperar 3 dias. São necessárias consultas frequentes. São um pouco volumosas, a higiene é um problema e é de esperar alguma limitação na abertura mandibular. As grandes forças geradas por estas molas podem explicar a correção surpreendentemente rápida observada. [25]

Starnes (1998) recomenda que, para que o tratamento seja bem sucedido, os pré-requisitos sejam os seguintes

1. Correção prévia de sobremordida profunda.

2. Estabilização de cada arco com arcos rectangulares de grandes dimensões.

3. Direção de aplicação da força tão horizontal quanto possível.

4. Binário de resistência suficiente no aparelho.

5. Encaixe perfeito e cimentação de bandas molares.

6. Colocação correcta dos ganchos para a fixação da mola.

Se o paciente for visto com frequência, aproximadamente a cada duas semanas, uma relação significativa de Classe II pode ser corrigida em um a três meses. A maioria dos pacientes aceitam as molas fixas com relutância, mas depois de se habituarem a elas preferem-nas ao agravamento dos elásticos, especialmente depois de verem o progresso até à conclusão do tratamento.

A colocação das molas direita e esquerda demora cerca de cinco minutos. O procedimento é o seguinte:

I. Durante o tratamento da dentição mista, enquanto estiver a usar um fio de arco utilitário funcional, basta prender um gancho na perna vertical anterior do fio. Com aparelhos fixos completos, faça uma dobra de compensação no arco maxilar, entre a cúspide e o incisivo lateral, onde o gancho será colocado. Isso evitará que o gancho crimpável deslize sobre o fio e abra espaços.

2. Deslocar a extremidade do ilhó da mola de modo a que esta aponte perpendicularmente à mola e possa deslizar facilmente sobre o gancho molar.

3. Fechar o gancho molar para que o ilhó não escorregue.

4. Ativar a mola 2-3 mm e cortar o excesso da bobina principal.

5. Depois de colocar a guia sobre o gancho anterior, fechar a guia e o gancho para que não se separem.

<u>O MÓDULO DE FORÇA CALIBRADO</u>

Era um aparelho fixo destinado a substituir os elásticos de Classe II e foi desenvolvido em 1988 pela CorMar Inc. [5] Disponível em três tamanhos, era aplicado na arcada inferior próximo aos molares e fixado por um parafuso, e mesial ou distal às cúspides superiores, e fixado à arcada. A sua mola helicoidal produzia uma força entre 150 e 200 gm. A mesma empresa propôs um aparelho Herbst com uma mola helicoidal externa, fixada no tubo inferior. O sistema gerava movimento dentário empregando uma força suave e contínua.

FECHOS ALPERN CLASSE II

É predominantemente aplicado na correção da classe II e como substituto dos elásticos. [5] É constituído por um pequeno aparelho telescópico com uma mola helicoidal interior e dois ganchos para fixação

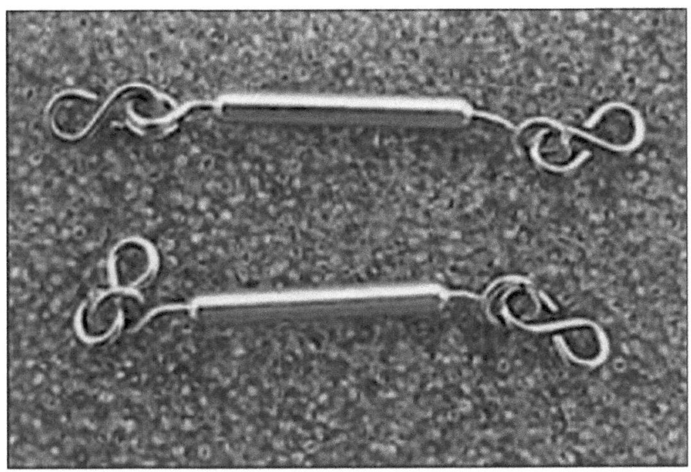

Fig18: Aproximação de Alpern classe II

Funciona da mesma forma que os elásticos e, da mesma forma, é fixado ao molar inferior e ao canino superior. Está disponível em três tamanhos diferentes. A sua ação telescópica permite uma abertura confortável da boca.

CLIPES PARA APARELHOS FUNCIONAIS FIXOS

O aparelho Clip On Fixed Functional é uma modificação do aparelho twin-block que não requer a colaboração do paciente . Este aparelho pode ser removido pelo médico, mas não pelo paciente. Os blocos duplos em acrílico são fixados às bandas com os tubos linguais Wilson 3D e os seccionais 3D.

O clip-on twin blocks pode ser usado sozinho como um aparelho funcional para corrigir o problema de Classe II, com o aparelho fixo colocado mais tarde no tratamento. Outra alternativa é a utilização dos blocos duplos em conjunto com um aparelho fixo existente.

Construção de electrodomésticos

Primeira visita

Separam-se os dentes nos quais o aparelho será colocado: os primeiros molares superiores e os primeiros ou segundos pré-molares inferiores.

Segunda visita

1. São seleccionadas as bandas superior e inferior.

2. Fixações Wilson 3D soldadas nas bandas superiores.

3. As bandas superiores são cimentadas aos molares.

4. As bandas inferiores são enviadas para o laboratório para fixação dos conjuntos 3D Wilson Lingual e Buccal Tube, que são utilizados para fixar os blocos oclusais em acrílico.

Terceira visita

1. As bandas inferiores são cimentadas aos pré-molares.

2. Os tubos linguais 3D são cobertos com cera.

3. As pastilhas de transferência 3D são inseridas nos tubos 3D. Lingual Tubes.

4. As impressões são efectuadas com as inserções de transferência 3D colocadas. O sistema de transferência 3D melhora o ajuste dos blocos de acrílico e reduz consideravelmente o tempo de cadeira.

5. A mordida de construção é efectuada a cerca de 75-80% da protrusão máxima. A abertura da mordida posterior deve ser de, pelo menos, 5 mm. Se necessário, o aparelho pode ser facilmente reativado através da adição de acrílico durante o

tratamento.

6. As impressões e o registo da mordida são enviados para o laboratório para a construção dos blocos oclusais.

Quarta visita

I. Fixe os blocos de acrílico às bandas com os conjuntos 3D Lingual e Buccal Tube.

2. Cada bloco é inserido no tubo bucal e depois rodado para o assentar no tubo lingual.

O Tubo Lingual 3D tem uma base mais larga do que o Tubo Bucal, assegurando uma melhor fixação à banda, e um tubo duplo que acrescenta estabilidade para uma ancoragem sólida e um melhor controlo da rotação, torque e ponta. O tubo duplo também fornece segurança de bloqueio de fricção para o arco, minimizando a folga e eliminando a necessidade do bloqueio de extensão que seria necessário com um único tubo lingual. Os tubos duplos estão alinhados um com o outro e não são contornados no dente, permitindo assim uma fácil inserção dos pilares twin-block.

Os desenhos anteriores utilizavam um arco lingual entre os primeiros pré-molares inferiores para estabilizar a dentição mandibular e evitar a expansão. A arcada lingual não é necessária, no entanto, se um aparelho fixo inferior for colocado logo após o aparelho fixo-funcional.

Vantagens

1. É usado a tempo inteiro, independentemente da cooperação do doente.

2. Pode ser totalmente integrado em qualquer sistema de aparelhos fixos, reduzindo assim o tempo de tratamento.

3. Pode ser utilizado assimetricamente para correcções da linha média.

4. O aparelho fixo-funcional clip-on permite um movimento confortável dos maxilares e, como as duas metades não estão unidas, não são exercidas forças de

alavanca nos pontos de ligação.

Desvantagens

1. Os blocos duplos não devem ser usados por pacientes que praticam desportos de contacto.

2. A higiene oral é um pouco difícil na zona lingual inferior.

A FONTE EUREKA

Conceção do aparelho

Devincenzo (1997) descreveu a Eureka Spring, que é um sistema fixo de aplicação de força intermaxilar. O componente principal da mola Eureka é uma mola helicoidal de enrolamento aberto envolta num conjunto de êmbolo. O êmbolo é feito de um aço inoxidável especial endurecido por trabalho que foi maquinado com precisão com três raios diferentes. Na extremidade de fixação, o êmbolo tem um grampo de anel fechado ou aberto que se fixa diretamente ao fio de arco. [26]

O êmbolo tem uma tolerância de 0,002" dentro do cilindro. Uma ação telescópica tripla permite que a boca se abra até 60 mm antes de o êmbolo ficar desengatado. Se isto acontecer, o sistema pode ser facilmente remontado pelo doente.

O conjunto do cilindro está ligado a um tubo molar com um fio de .032" que foi recozido na extremidade anterior. Uma esfera sólida de .036" na extremidade posterior actua como uma junta universal, permitindo movimentos laterais e verticais do cilindro.

Como a mola Eureka é sensível à técnica, as instruções que a acompanham devem ser seguidas à risca. A técnica pode ser dominada num curto espaço de tempo e pode depois ser facilmente ensinada aos auxiliares.

Vantagens

Devincenzo enumerou as vantagens do Eureka Spring em relação a outros aparelhos interarch.

1. *Capacidade de funcionar sem necessidade de cooperação do doente.*

A cooperação é essencial com os elásticos de Classe II, e alguma cooperação é necessária com as molas Saif e Sentalloy, uma vez que o paciente deve lembrar-se de evitar a quebra, não abrindo muito a boca. Cooperação mínima é necessária com a mola Eureka, Jasper Jumper, e Herbst fixo.

2. *Aceitação estética pelos pacientes.* A mola Eureka, devido ao seu pequeno tamanho e à ausência de protuberâncias no vestíbulo bucal, é quase invisível.

3. *Resistência à rutura.* Este fator é fundamental tanto para os doentes como para os médicos. A mola Eureka produz forças de apenas 140-170g nos pontos de fixação, reduzindo a possibilidade de quebra. Nunca funciona em qualquer outro modo que não seja a compressão direta, que é distribuída uniformemente ao longo de todo o comprimento da mola. O movimento ondulatório normalmente desenvolver-se-ia dentro da mola à medida que a compressão aumentasse, mas é impedido pelo eixo guia no interior e pelo cilindro no exterior. Estes factores, juntamente com a utilização de material de baixa fadiga, produziram uma vida útil da mola de três a seis meses.

4. *Evitar a irritação dos tecidos.* O impacto tecidual pode anular a utilidade de um aparelho que, de outra forma, seria eficaz. O Eureka Spring, Jasper Jumper e Herbst fixo causam alguma irritação tecidual. Os elásticos de Classe II não produzem irritação, e as molas Saif e Sentalloy causam apenas uma irritação mínima.

5. *Capacidade de produzir movimento dentário.* A Eureka Spring continua a funcionar mesmo quando a boca está aberta até 20 mm, como durante o sono, ou

quando a mandíbula é empurrada para a frente até 10 mm, numa tentativa de minimizar a força. O Jasper Jumper não aplica qualquer força nas duas posições. Além disso, a quebra frequente do Jasper Jumper e da Saif Spring resulta numa vasta gama de taxas de correção.

6. *Promoção de uma boa higiene oral.* Os elásticos de Classe II são mais higiénicos do que qualquer outro sistema de aplicação de força interarcos. É difícil limpar a área de fixação do Eureka Spring, ao redor da cúspide, porque muitos fios podem estar concentrados lá. O resto do aparelho não apresenta preocupações higiénicas invulgares.

7. *Aceitabilidade* funcional *para os pacientes.* A aceitabilidade da mola Eureka é promovido pela sua miniaturização e funcionamento sem preocupações, bem como pelo seu movimento rápido, que é notado até pelos doentes.

8. *Facilidade de instalação.* Embora nada seja tão fácil de instalar como os elásticos de Classe II ou as molas Sentalloy, a mola Eureka não fica muito atrás. Não são necessários fios de arco auxiliares ou impressões extras para fabricação em laboratório. A versão crimpada, embora mais propensa a se soltar do arco, pode ser inserida em menos de um minuto e removida na metade desse tempo, sem ter que remover o arco.

9. *Baixo custo.* A Eureka Spring tem um custo semelhante ao do Jasper Jumper, mas é menos dispendiosa do que o aparelho fixo Herbst.

10. *Necessidade de um inventário mínimo.* Uma desvantagem de ambos Jasper Jumpers e elásticos Classe II é a necessidade de um grande inventário de tamanhos. Além disso, selecionar o tamanho apropriado requer tempo extra. A mola Eureka vem em apenas dois tamanhos - um para extração e outro para casos sem extração - e os lados esquerdo e direito são intercambiáveis.

II. *Direção óptima da força.* Através da compressão da bobina, a mola Eureka fornece uma força de empurrar contra os dentes anteriores e posteriores da mandíbula - em contraste com os elásticos de Classe II e as molas Saif e Sentalloy, que fornecem uma força de puxar entre os dentes anteriores e posteriores da mandíbula. Elásticos, molas Saif e molas Sentalloy tendem a extrudir os molares mandibulares e os dentes anteriores maxilares, encorajando uma rotação mandibular indesejável para baixo e para trás. Em contrapartida, as molas Eureka Spring, Jasper Jumper e Herbst fixas tendem a intruir os molares superiores e os incisivos inferiores, desencorajando essa rotação. No entanto, quando um fio auxiliar é utilizado para permitir uma maior amplitude de abertura mandibular, como no caso do Jasper Jumper, o vetor de força tem um componente vertical maior, o que poderia causar movimentos dentários indesejáveis. A mola Eureka proporciona uma força interarcos quase horizontal com um componente vertical mínimo.

Indicações

1. Maloclusões de classe II dentária.

2. Mordida profunda com incisivos mandibulares retroinclinados.

Contra-indicações

1. Má oclusão de Classe III com mordida aberta anterior.

2. Incisivos inferiores procumbentes.

3. Sobremordidas vestibulares profundas ou mordidas cruzadas posteriores.

4. Musculatura bucal extremamente apertada.

5. Espaço vestibular vestibular mínimo.

CORRECTOR DE MORDIDA TWIN FORCE

O Twin Force Bite Corretor (TFBC)[2] é um novo aparelho fixo intermaxilar com uma força constante incorporada para correção da classe II.

Design de electrodomésticos

O TFBC é um aparelho funcional intermaxilar fixo, do tipo push, com fixações de juntas esféricas e de encaixe que permitem uma ampla gama de movimentos e movimentos laterais da mandíbula. Os conjuntos telescópicos de dois tubos de êmbolo de cada lado contêm molas helicoidais de níquel-titânio que fornecem uma força constante. A medição de vários aparelhos com um medidor de força demonstrou uma força de compressão total média de aproximadamente 210 g.

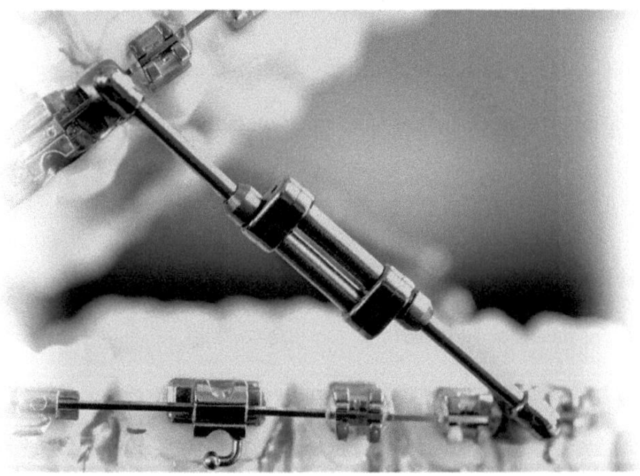

Fig. 19. Corretor de mordida de f orça dupla

O aparelho é preso aos arcos maxilar e mandibular por porcas hexagonais fixadas na mesial dos primeiros molares superiores e na distal dos caninos inferiores. Com a compressão total, o TFBC posiciona a mandíbula do paciente para a frente, numa oclusão de borda a borda.

MOLA PLANA DE NITINOL FORSUS

Design de electrodomésticos

A mola plana de níquel titânio liga-se às bandas dos molares superiores com um conjunto de pino e laço que desliza para dentro do tubo do arnês a partir da parte distal e é apertado na parte mesial[27].

Este conjunto, denominado "Link 'n' Loop", tem dois objectivos: evita que o pino caia durante a inserção e permite que o paciente abra mais. A outra extremidade da mola liga-se ao fio da arcada principal mandibular ou a uma arcada auxiliar de bypass. Se for ligada diretamente ao fio da arcada principal, é colocada uma dobra em baioneta distal aos caninos para atuar como um batente para a frente e para proporcionar espaço para a mola passar os pré-molares à medida que desliza ao longo do fio da arcada. Se os braquetes do primeiro e segundo pré-molares inferiores já estiverem colocados, devem ser removidos para dar à mola a maior amplitude possível para deslizar e assim permitir que a boca se abra mais.

Alternativamente, a mola pode ser fixada a um fio seccional auxiliar que se prende ao fio principal do arco na região do canino e passa distalmente através do tubo auxiliar do primeiro molar, permitindo que os braquetes pré-molares permaneçam nos dentes. Com qualquer um dos tipos de fixação, o fio da arcada mandibular deve ser quase do tamanho normal e deve ser apertado ou amarrado firmemente para evitar que o incisivo mandibular se alargue. O fio do arco maxilar não deve ser apertado ou amarrado para trás, a menos que um efeito ortopédico máximo seja desejado. A mola plana Forsus foi concebida para fornecer 225-250g de força quando é comprimida 5mm para a ativação inicial. Como é feita de níquel titânio, fornece um nível consistente de força desde a inserção até à remoção. Se for necessária a reativação, no entanto, a colocação de um batente crimpável no fio da arcada à frente da mola acrescenta cerca de 1,5 mm de compressão. Para correcções

da linha média, o aparelho pode ser ativado unilateralmente.

DISPOSITIVO RESISTENTE À FADIGA FORSUS

O Dispositivo Resistente à Fadiga Forsus (FRD) [28] é uma mola de pressão

interarcos que produz cerca de 200g de força quando totalmente comprimida. Uma

vez que as molas Forsus raramente são totalmente comprimidas, no entanto, elas

são comparáveis em nível de força aos elásticos pesados de Classe II. Ao contrário

de outros aparelhos de mola de pressão, como o Herbst, o FRD pode intruir os

primeiros molares superiores e, assim, corrigir uma má oclusão de Classe II sem

abrir a mordida. A extremidade distal da haste de pressão do FRD insere-se no

cilindro telescópico, e um gancho na extremidade mesial é cravado diretamente no

fio, próximo aos braquetes dos caninos ou pré-molares. O cilindro telescópico

consiste em tubos deslizantes internos e externos rodeados por uma mola helicoidal

aberta. Um ilhó na extremidade distal do cilindro é conectado ao tubo do aparelho

extrabucal do molar superior com um pino em L.

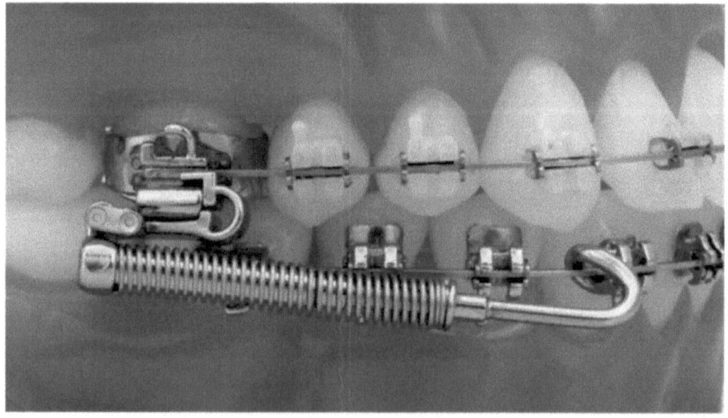

Fig20. Dispositivo resistente à fadiga Forsus

A barra de pressão tem um batente incorporado que comprime a mola quando a boca do paciente se fecha. A força da mola é então transferida para os molares superiores, usando a arcada mandibular como unidade de ancoragem. Desde que o aparelho foi introduzido, foi adicionada uma parte recurvada à haste de impulso adjacente ao gancho crimpável. As novas peças são chamadas de hastes diretas porque permitem que o aparelho seja fixado diretamente ao fio do arco mandibular em vez de um fio de bypass. A parte recurvada impede que a haste de impulso gire para dentro da mordida,

Instalação

O primeiro passo é inserir um pino em L no ilhó da mola telescópica, certificando-se de que a bola do pino em L está virada para vestibular. O pino em L é então enfiado através do tubo do aparelho extrabucal do molar de distal para mesial e apertado deixando cerca de 2 mm de folga.

As barras de pressão estão disponíveis em quatro tamanhos, para além de um modelo personalizável que pode ser utilizado para pacientes com bocas extremamente pequenas ou grandes. O médico pode, assim, selecionar a haste de impulso que fornecerá o nível de força ideal, independentemente do tamanho da boca. A haste de impulso utilizada à direita pode ter um tamanho diferente da haste da esquerda, proporcionando mais flexibilidade em casos assimétricos. O kit do aparelho inclui um dispositivo de medição.

Para fornecer cerca de 200 g de força, a mola de bobina aberta deve estar quase totalmente comprimida quando a haste de impulso é inserida no cilindro e o doente fecha. Se uma haste de impulso for demasiado curta, pode desengatar-se do cilindro quando o doente abre completamente. Se for demasiado comprida, comprime totalmente a mola, o que reposiciona a mandíbula numa posição para a frente, como um aparelho funcional. Isto pode aumentar a carga no suporte canino até ao ponto de este se descolar.

Uma vez escolhido o tamanho correto, a haste de pressão é inserida na mola telescópica e o gancho mesial é enrolado sobre o fio mandibular e cravado. Deve ser usado um arco mandibular retangular de tamanho quase completo, que deve ser apertado ou atado para limitar o alargamento dos incisivos mandibulares. Portanto, os dentes anteriores mandibulares devem ser alinhados antes de colocar as molas Forsus.

Como a mola de bobina aberta pode ser comprimida cerca de 10mm, o FRD é capaz de mover os molares superiores numa distância substancial durante um longo período de tempo. Para manter o nível de força em torno de 200g, o dispositivo pode ser facilmente reativado adicionando um batente crimpável distal ao batente incorporado na haste de impulso.

Em um caso de Classe II completa, as molas Forsus devem ser continuadas até que os incisivos estejam em uma borda a borda. Não devem ser sobrecorrigidas para mordida cruzada, porque pode não haver recidiva subsequente suficiente para alcançar um overjet ideal. Se a relação de Classe II é de meia cúspide ou menos, não deve ser sobrecorrigida para uma posição de Classe I, ou elásticos de Classe III podem ser necessários. Em média, o FRD corrige uma má oclusão de Classe 11 completa em seis meses.

O FRD Forsus pode ser usado em vez de elásticos de Classe II em casos leves e em vez de aparelhos Herbst em casos graves. As molas Forsus funcionam melhor em pacientes com perfis convexos, mas estão indicadas em qualquer paciente de Classe II, exceto naqueles com mandíbulas normais e maxila protrusiva ou com mandíbulas protrusivas ou demasiado grandes em relação às outras estruturas cranianas.

DIAGNÓSTICO E PLANEAMENTO DO TRATAMENTO EM TERAPIA FUNCIONAL FIXA

Embora os princípios que regem o tratamento funcional em geral se apliquem igualmente ao tratamento funcional fixo, há que ter em conta certas considerações especiais.

Base anatómica de várias más oclusões de classe II

Os aparelhos funcionais destinam-se a ser utilizados nos casos de má oclusão de classe II, que são causados por deficiência mandibular. O defeito subjacente pode ser uma mandíbula pequena ou uma mandíbula de tamanho normal mas retrusivamente posicionada, ou um segmento dento-alveolar mandibular retrusivamente posicionado numa mandíbula normal, ou uma combinação de qualquer um destes. Quando a classe II é devida a um excesso maxilar puro, está indicada uma abordagem ortopédica em vez de funcional. No entanto, esses casos são relativamente menos numerosos. Outro grupo de casos de classe II esquelética deve-se a uma combinação (em graus variáveis) de excesso maxilar e deficiência mandibular. Estes necessitam de tratamento funcional em combinação com a correção ortopédica.

Assim, uma rotação mandibular para trás pode causar ou agravar a classe II esquelética, enquanto uma rotação mandibular para frente pode compensar, pelo menos parcialmente, a relação maxilo-mandibular de classe II. Quanto maior for a contribuição da aberração vertical para a gravidade da má oclusão de classe II, mais difícil será a modulação do crescimento. Casos com problemas verticais muito severos são melhor tratados por cirurgia após o crescimento ter terminado. Da mesma forma, os tecidos moles podem estar a corresponder à anomalia de classe II dos tecidos duros, ou podem compensar ou agravar esta última. Por conseguinte, as leituras dos tecidos moles devem ser consideradas juntamente com as leituras dos tecidos duros relacionados para avaliar o grau de gravidade da relação de classe II.

Registos

O diagnóstico requer tanto a avaliação clínica como a cefalométrica. A primeira fornece uma estimativa qualitativa, enquanto a segunda fornece uma estimativa quantitativa. Os modelos de estudo são obviamente importantes para planear os pormenores do tratamento pré-funcional e funcional. Outros registos importantes são a ortopantomografia complementada com as radiografias LOPA necessárias, fotografias intra e extra-orais e uma radiografia MP3 quando se pretende avaliar com precisão o estado de crescimento.

A avaliação clínica destes casos deve incluir uma história adequada que permita identificar o componente genético, se existir, o possível papel dos hábitos e o provável estado de crescimento a partir de informações como o aumento recente da altura e do peso, a menstruação no caso das raparigas e a alteração da voz no caso dos rapazes. As vistas frontal e de perfil do rosto devem ser examinadas com o doente de pé ou sentado numa posição confortável e com a cabeça na posição natural. Devem ser verificados os seguintes pontos:

1.	Relação entre o lábio superior e o queixo e a perpendicular do nasion do tecido mole,

2.	Proporcionalidades verticais e horizontais.

3.	Assimetria mandibular (distinguir entre laterognatismo e lateroclusão).

4.	Inclinação do plano mandibular.

5. Características dos lábios, tais como competência ou ausência desta, proeminência dos lábios em relação ao nariz e ao queixo, ângulos naso-labiais e mento-labiais, hiperatividade mental.

6. Exposição dos incisivos em repouso e durante o sorriso.

7. Outras características dentárias, tais como espaçamento, apinhamento, mordidas cruzadas, incisivos laterais superiores instáveis, extensão dos movimentos mandibulares tanto para a frente como para o lado e o espaço Freeway.

Interpretação dos achados clínicos: As posições relativas do lábio superior e do mento em relação ao nasion do tecido mole ajudam a determinar se a convexidade facial é devida ao excesso maxilar ou à deficiência mandibular. As proporções verticais e a inclinação do plano mandibular indicam a contribuição das anomalias de crescimento vertical. As desproporções faciais horizontais ligeiras ou a assimetria mandibular podem ser tratadas com aparelhos funcionais, mas se forem de grau moderado a grave, a sua correção requer intervenção cirúrgica. A incompetência labial e as anomalias neuro-musculares, como a hiperatividade mental, são mais bem tratadas com um regulador Frankel, enquanto a classe II composta por exposição excessiva dos incisivos deve ser tratada com um bloco duplo (em que o membro superior é modificado numa tala de intrusão maxilar) combinado com um aparelho craniano. Outras características dentárias ajudam a decidir se e qual o tratamento pré-funcional com aparelho removível ou fixo é necessário

A OVT clínica (avançar o maxilar inferior para a sua posição correcta para ver a melhoria facial) é um bom passo de diagnóstico. No entanto, se os incisivos superiores e inferiores forem protrusivos, a O.T.V. pode não ser muito positiva, uma vez que cria uma aparência protrusiva bimaxilar de classe I. Deve-se compensar mentalmente as posições dos incisivos para decidir a adequação do tratamento funcional nesses casos. A V. T .0. também se torna cada vez mais desfavorável à medida que aumenta a contribuição da rotação mandibular para trás para a classe II.

Critérios funcionais

Os critérios funcionais mais importantes para o planeamento do tratamento das más oclusões de classe II são os seguintes

1.   A avaliação da relação entre a posição de repouso e a oclusão para diferenciar uma má oclusão funcionalmente verdadeira de uma mordida forçada é crucial

2.   O exame das relações entre a sobressaliência e a função dos lábios é outro procedimento importante. Se os lábios inferiores se posicionarem e funcionarem no espaço incisal criado pela sobressaliência excessiva e se a função hiperactiva, adaptativa e exacerbada do músculo mental estiver presente, estas actividades deformadoras devem ser eliminadas durante o dia se o aparelho funcional de escolha for usado apenas à noite.

3.   A postura e a função da língua devem ser avaliadas. Em algumas más oclusões, a função anormal da língua tem de ser controlada com elementos acessórios ou aparelhos

4.   O modo de respiração é importante porque os pacientes com respiração nasal perturbada ou com amígdalas e adenóides aumentadas não são capazes de manter o aparelho funcional na boca como prescrito.

Critérios cefalométricos

É necessária uma análise completa antes do início da terapia ortodôntica. As seguintes considerações são de particular interesse para o planeamento do tratamento pelo clínico.

1.   A relação entre a maxila e a base do crânio deve ser considerada em pacientes com maxila prognática, uma maxila com retenção ou condução distal dos molares de seis anos é geralmente indicada. Nestes casos, os aparelhos funcionais são mais eficazes.

2.   A posição e o tamanho da mandíbula são factores importantes. Em doentes com mandíbulas retrognáticas, os requisitos terapêuticos são diferentes consoante o tamanho da mandíbula.

3.   O clínico deve observar as indicações axiais e a posição dos incisivos antes de decidir sobre o modo e a quantidade de movimento destes dentes.

4.   O padrão de crescimento é importante nas decisões sobre os projectos e a construção do aparelho.

Avaliação cefalométrica da má oclusão de Classe II:

Várias características da relação de classe II são avaliadas quantitativamente nesta apreciação. Estas incluem os componentes esquelético, dentário e dos tecidos moles.

Avaliação do esqueleto e dos tecidos moles:

A gravidade da desproporção maxilo-mandibular é avaliada através de medições como o ângulo ANB, a avaliação de Wit, as perpendiculares A e B ao plano FH, o ângulo NAPog, as proporções de tamanho do corpo da maxila e da mandíbula entre si (sendo o normal 2:3) e a diferença de comprimento unitário de Harvold. As leituras correspondentes dos tecidos moles, como o ângulo de convexidade facial, o ângulo de convexidade total, a perpendicular subnasal aos tecidos moles e a perpendicular do pogónio aos tecidos moles em relação ao plano FH, também são consideradas simultaneamente para verificar se existe alguma compensação ou agravamento dos tecidos moles.

As leituras que ajudam a decidir se a falha está na maxila ou na mandíbula são os ângulos SNA e SNB, as perpendiculares A e B à perpendicular N em FH, e as proporções do tamanho do comprimento da SN em relação ao corpo da maxila e da mandíbula (sendo o normal 20:14 e 20:21). Nalguns casos, o tamanho da maxila pode ser normal, mas se o seu limite posterior for colocado mais ventralmente (como indicado por um aumento da perpendicular S à ANS no plano palatino), resulta novamente num excesso maxilar.

Os tamanhos do corpo e do ramo mandibular são novamente verificados comparando-os com o comprimento da SN. Em média, a proporção entre o comprimento da SN e o tamanho do corpo deve ser de 20:21 e a proporção entre o comprimento do ramo e o tamanho do corpo deve ser de 5:7. A colocação do côndilo na fossa glenoide é avaliada a partir do ângulo da sela e do comprimento da base posterior do crânio. Quanto maior for a colocação posterior do côndilo, maiores são as probabilidades da sua deslocação para a frente.

As relações verticais são avaliadas a partir das seguintes leituras: relação entre a altura média e a altura inferior da face, ângulo do plano mandibular em relação à SN e ângulo do plano basal da FH. Relação de Jarabak, soma de Bjork, ângulo do eixo Y e eixo facial de Ricketts. A interação entre o plano sagital e o vertical é anotada para verificar se o vertical está a agravar ou a compensar a classe II

Dento-alveolar e respectivas leituras de tecidos moles:

Estes são importantes para decidir se é necessário algum tratamento préfuncional para reduzir a inclinação dos incisivos superiores e inferiores. As leituras importantes para os incisivos superiores são o 1 superior para SN, e o I superior para NA, tanto em graus como em mm. Estas são registadas em relação ao ângulo naso-labial e à tensão do lábio superior. Para os incisivos inferiores, os valores são os seguintes: incisivos inferiores em relação ao plano mandibular, 1 inferior para NB, em graus e mm, e a relação de Holdway. Estes são avaliados com referência ao ângulo mento-labial. Ambos os lábios são também avaliados em relação às várias linhas de referência, como a linha "E". linha "S" e a linha "H".

Os outros pormenores importantes a registar no cefalograma são a passagem respiratória (para adenóides aumentados) e o estado de crescimento da maturação das vértebras cervicais.

CONCLUSÃO

A necessidade de colaboração do paciente na obtenção da correção da classe II é frequentemente o fator mais limitante na determinação da duração do tratamento e da qualidade dos resultados obtidos. Os aparelhos funcionais fixos têm como objetivo eliminar alguns destes factores variáveis determinados pelos pacientes. Os aparelhos funcionais fixos concebidos para a correção da classe II exercem uma força protrusiva sobre a mandíbula, cuja quantidade depende da rigidez do aparelho e da extensão do retrognatismo. Os aparelhos funcionais fixos flexíveis têm demonstrado uma correção principalmente dentoalveolar, enquanto os aparelhos funcionais fixos rígidos têm demonstrado efeitos esqueléticos mais extensos, principalmente devido à estimulação da remodelação óssea adaptativa na articulação temporomandibular.

A vantagem mais importante dos aparelhos funcionais fixos em relação aos aparelhos removíveis é o facto de serem usados a tempo inteiro, independentemente da cooperação do paciente. Além disso, pode ser totalmente integrado a qualquer sistema de aparelhos fixos, reduzindo assim o tempo de tratamento, e pode ser usado assimetricamente para correções da linha média. Atualmente, o clínico dispõe de uma grande variedade de aparelhos funcionais fixos para escolher. À medida que mais e mais aparelhos novos são introduzidos, cada um alegando vantagens sobre o outro, o clínico se depara com uma infinidade de aparelhos. A escolha do aparelho deve ser baseada no diagnóstico correto dos diferentes aspectos da má oclusão. O clínico deve familiarizar-se com as funções e usos de cada um e determinar o melhor aparelho a ser utilizado em cada aplicação clínica. Os clínicos também devem estar cientes dos efeitos desses aparelhos nas estruturas dentofaciais ao formularem um plano de tratamento para cada paciente individual. Finalmente, não é o aparelho, mas o homem por trás do aparelho que faz a diferença entre o sucesso e o fracasso.

não é o aparelho, mas o homem por trás do aparelho que faz a diferença entre o sucesso e o fracasso.

BIBLIOGRAFIA

1. **Jasper J e McNamara.** Correção de más oclusões interarcos com módulo de força fixo. Am. J. Orthod. & Dentofacial Orthop.1995; 108: 641 -650.

2. **Rothenberg J., Campbell E.S & Nanda R.** Correção da classe II com o ForceBite Corretor duplo. JCO 2004; 38:232-240.

3. Herbst E. Atlas und Grundriss der Zahrztlichen orthopedie. Munique, Crrru1lIly, J.F.Lehmann Verlog, 1910.

4. **Pancherz H.** Tratamento da má oclusão de classe II através do salto da mordida com o aparelho de Herbst. Uma investigação cefalométrica. Am. J. Orthod.1979; 76:423-1-42.

5. **Ritto K.** Classificação dos aparelhos funcionais fixos actualizada.1ted. Dr_A_Korrodi Ritto.htm. O ciberjornal ortodôntico.

6. **Norris M. Langford.** Atualização do fabrico do aparelho de Herbst. JCO 1982:173- 174.

7. **Dischinger**. Aparelho de Herbst de ponta. *JCO 1995; 29:738- 742.*

8. **Raymond P. Howe.** O aparelho de Herbst ligado. JCO I982; 16:663-667.

9. **Pancherz H.** O aparelho de Herbst - seus efeitos biológicos e uso clínico. AJODO.1985:87:1-20.

10. **James A. McNamara, Raymond P. Howe & Treey G. Dischinger**. Uma comparação entre os aparelhos de Herbst e Frankel no tratamento da má oclusão de classe II. AJODO.1990; 98(2): 134-144.

11. **McNamara JA, Brudon WL, Vincent G Kokich.** Ortodontia e ortopedia dento-facial 2001

12. **Pancherz H.** O mecanismo de correção da classe II no tratamento com o aparelho de Herbst. Uma investigação cefalométrica. Am. J. Orthod. & Dentofacial

Onhop.1982;2(2): 104- 113.

13. Sabine Ruf. Efeitos a curto e longo prazo do aparelho de Herbst na função da articulação temporomandibular. *Semin.Orthod2003; 9:74-86.*

14. Robert A Miller. O aparelho Flip-Lock Herbst. *JCO1996; 30(10):552-558.*

15. Raffaele Schiavoni. Aparelho de Herbst modificado. *JCO 1996; 30(12):681-688.*

16. Ralph M. Clements & Alex Jacobson. O aparelho MARS relato de caso Am. J.

17. Filho C. Aparelhos de protração mandibular para tratamento de classe II. JCO1995; 29(5):319-336.

18. Calvez X. O saltador universal de mordidas. JCO1998;32:493-499.

19. Flores M.C., Michael P.M., Paul W.M. Soft tissue changes with Fixed functional appliances in class II division I. *A systematic review. Angle Orthod.2006; 76(4):712- 720.*

20. Kinzinger, Oiedrich. Salto de mordida com o avanço mandibular funcional. *JCO2005;696- 700.*

21. Deepak M.soni. Aparelho funcional fixo Advansync: Uma revisão. IJPREMS setembro de 2022.

22. Klapper L. O SuperSpring II: um novo aparelho para pacientes classe II não-conformes. JCO 1999;33(1):50-54.

23. Castanon R., Valdes M.S., \\'bite L. W. Clinical use of Churro Jumper. JCO1998;32(12):731- 745.

24. LO.Stames. Tratamento abrangente da Fase I na dentição mista média. *JCO 1998;32(2):98-110.*

25. Dominique W., Med Dent, Pancherz H. Eficiência de três formas de ancoragem mandibular no tratamento Herbst. Uma investigação cefalométrica" Orthod.2005;75(1):23-27.

26. Devincenzo J. A mola Eureka: Um novo sistema de distribuição de força interarcos. JCOI997;31(7):454-467.

27. Vogt W. Um novo dispositivo interarcos fixo para correção de classe II. *JCO2003; 37 1: -6- 41...*

28. Vogt W. O dispositivo resistente à fadiga Forsus. *JC02006; XL (6):368-377.*

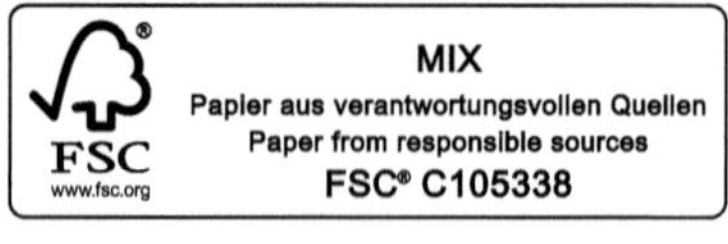

Printed by Books on Demand GmbH, Norderstedt / Germany